문화로 보는

댄 스 스 포 츠

문화로 보는 댄스스포츠 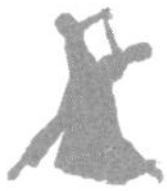

최인애 · 서동호 · 김차남 공저

초판 1쇄 발행 2007년 10월 5일 | **초판 2쇄 발행** 2008년 3월 12일
발행인 김종량 | **발행처** 한양대학교출판부
주소 133-791 서울 성동구 행당동 17번지
전화 02)2220-1432~4 | **팩스** 02)2220-1435
홈페이지 www.press.hanyang.ac.kr | **전자우편** presshy@hanyang.ac.kr
출판등록 제4-7호(1972년 2월 29일) | **인쇄처** 한컴애드(주)

값 10,000원

ISBN 978-89-7218-324-2 03680

문화로 보는

댄 스 스 포 츠

최인애 · 서동호 · 김차남 공저

Dance Sport

한양대학교 출판부

들어가는 말

이 책의 십필자들은 비슷한 시기에 댄스스포츠와 만났고, 지금 한양대학교 안산캠퍼스 내에 한양 필 댄스스포츠 연구회라는 단체를 만들어 함께 댄스스포츠에 대한 공부를 하고 있다. 이 책은 바로 이 단체의 멤버들이 잡지 혹은 댄스스포츠 관련 세미나 등에 참가하면서 발표했던 글들을 모아서 묶은 것이다.

댄스스포츠는 초등학교 시절 소풍가기 전날 밤에 잠을 이루지 못하는 설렘임 같은 느낌을 주는 스포츠이다. 새로움에 기대감을 갖게 하고 만남에 즐거움을 준다. 게다가 아름다운 음악은 거칠어져 있는 마음을 한결 부드럽게 만들어주는 묘약의 기능까지 가지고 있다. 때문에 10년을 넘게 이 분야에 대한 공부를 하고 있으면서도 늘 새롭고 즐겁기만 하다.

지난 10여 년 동안 댄스스포츠를 배우고 연구하면서 느낀 것은 댄스스포츠가 운동학적인 요소와 예술적인 요소 그리고 사교적인 요소 이외에도 또 다른 요소가 있다는 것이었다. 그것은 바로 배려와 조화라는 것으로 댄스스포츠의 기본정신이 되어 댄스를 더욱 빛나게 하는 바탕이 된다.

댄스스포츠는 혼자 추는 춤이 아니다. 커플로 추는 춤이기 때문에 자신의 실력을 극대화시키는 것 이외에도 상대방을 배려하고 함께 만들어나가지 않으면 결코 완성할 수 없다. 때문에 댄스스포츠는 바로 배려와 조화의 춤인 것이다.

배려와 조화는 이 사회에서 사람답게 살아갈 수 있도록 만들어주는 가장 필요한 요소이다. 요즘 살인과 상해 그리고 사기 등 각종 범죄가 심심치 않게 일어나고 있고, 학교에서는 집단 따돌림 현상이 부쩍 늘어난 이유가 모두 상대방을 배려하지 않고 조화롭게 살지 않으려는 마음에서 기인하다. 때문에 댄스스포츠의 올바른 보급과 양성은 살벌하고 각박한 이 사회를 보다 원활하게 돌아가게 하는 원초적 바탕이라고 할 수 있겠다.

배려는 역지사지易地思之를 바탕으로 한다. 내가 아닌 상대방의 입장에서 행동하며, 상대방을 이해하려는 자세가 없으면 실현하기 어려운 것이 바로 배려의 마음이다. 조화는 나를 낮추고 나의 욕구를 줄이는 자세에서 시작한다. 그리고 상대방과 일체감을 갖기 위하여 부단히 노력하는 마음에서 이루어진다. 우리가 댄스스포츠에서 조화와 배려를 살필 수 있었던 것은 바로 댄스스포츠를 문화적 관점에서 보려고 했던 것 때문이다.

이 책의 필진이 문화적 관점에서 댄스스포츠를 처음 소개한 것은 지금은 폐간되고 없는 "포츠"라는 잡지에 댄스스포츠의 문화적 기원을 연재하면서부터였다. 댄스스포츠가 여러 나라의 민속춤에서 출발했다는 것은 댄스스포츠를 하는 사람들이라면 누구나 아는 사실이다. 그러나 이러한 춤들이 어떻게 시작되어 전이가 되었으며 영국에서 어떻게 이러한 춤들을 국제화도법으로 바꾸었는지에 대해서는 잘 모른다. 그도 그럴 것이 그간 우리가 댄스스포츠를 접한 것은 운동학적 부분이나 예술적인 부분뿐이었고 문화적인 부분은 거의 다루지 않았기 때문이다. 아울러 댄스스포츠에 대한 글들 또한 모두 운동학적인 요소와 도법 등에 관한 것이 전부였다. 때문에 댄스스포츠의 문화적 기원에 대한 직접적인 연구 자료를 찾을 수 없어서 이에 대한 인접학문을 살펴보아야만 했다. 때문에 사회학, 민속학, 음악, 무용학, 문화 등 다양한 측면에서 참고자료를 찾아보았다. 이후 몇몇 연구자에 의하여 역사적 고찰에 관한 논문이 여러 편 나왔다. 이러한 자료들은 그간 함께 공부했었던 자료에 힘을 실어주는 좋은 자료들이었다.

이후 격월간으로 발행되는 "댄스스포츠코리아"라는 잡지에 댄스스포츠와 문화를 엮어나가는 글을 계속적으로 연재했다. 그리고 이 속에서 우리는 댄스스포츠에 대한 위상과 가치 그리고 개념을 새롭게 정리해보려고 시도를 했다. 우리가 댄스스포츠를 배려와 조화의 스포츠로 규정한 것은 바로 이러한 연구 결과에 의하여 내려진 결론인 것이다.

이 책은 모두 3부로 구성되었다.

먼저 1부에서는 댄스스포츠에 대한 개념과 가치 그리고 미래의 꿈나무인 청소년을 가르치기 위한 내용을 다루었다. 이 안에서 우리는 댄스스포츠의 새로운 가치인 배려와 조화를 이야기했고, 아울러 댄스스포츠의 새로운 개념에 대하여 제시를 했다.

2부에서는 댄스스포츠 10종목에 대한 기원을 나름대로 정리해 보았다. 앞에서 밝힌 것처럼 댄스스포츠는 각 나라에서 발생한 민속춤을 영국에서 국제화도법으로 개량하여 만든 것이다. 따라서 각 나라에서 발생한 춤의 기원을 살펴보는 것도 댄스스포츠를 이해하는데 도움이 될 것이다.

3부에서는 부부간의 관계를 댄스스포츠의 파트너십과 비교하여 나름대로 댄스스포츠의 파트너십에 대한 정의를 내려 보려고 하였다. 댄스스포츠는 혼자 추는 춤이 아니라 함께 추는 커플댄스이다. 따라서 무엇보다 중요한 것이 파트너십이다. 하지만 작금 선수들의 상황을 보면 그렇지 않은 면이 많기 때문에 이에 대한 이해를 돕고자 나름대로 적어본 것이다.

이렇게 3부로 나누어진 이야기들은 논문과 칼럼 등 다양한 방법으로 기술하였기 때문에 문체에 대한 일관성이 없을 수밖에 없다. 하지만 논지는 사전에 합의를 통하여 함께 만들어나갔기 때문에 일관성 있게 정리하였다.

아직까지는 댄스스포츠의 이론적 수준이 걸음마단계이기 때문에 많이 미흡하지만 그래도 우리나라 댄스스포츠 학계에 조금이나마 진일보할 수 있는 초석을 만들어본다는 생각을 가지고 만들어본 것이라 부끄럽지만 세상에 내놓기로 결정을 했다. 아무쪼록 이 책이 댄스스포츠를 공부하는 분들이나 처음 출발하는 분들에게 좋은 지침서가 되기를 바라면서 함께 연구하고 공부하는 한양 필 댄스스포츠 연구회 식구들에게 감사의 말을 전한다.

2007년 9월

한양대학교 안산캠퍼스 체육관에서

차 례

Dance Sport

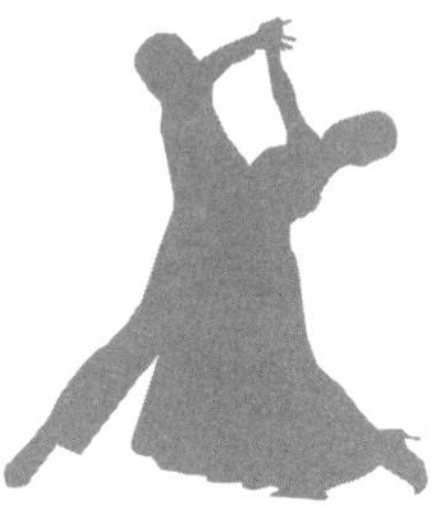

제1부

왜 댄스스포츠를 추는가?

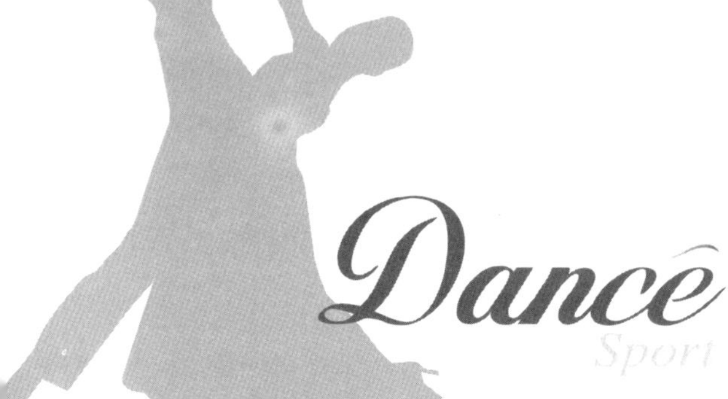

제 1장

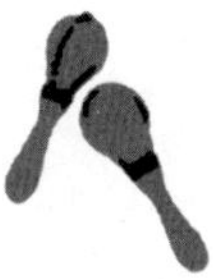

댄스스포츠가 무엇이기에

댄스스포츠가 볼룸댄스 혹은 사교댄스로 불리던 시절, 사람들은 이런 춤을 배우거나 춘다는 것에 대하여 단 두 가지의 시각으로만 이해하려고 했다. 첫째는 춤을 너무도 사랑하거나 좋아해서 소위 "춤꾼"으로 불리는 일부 전문인들이 배우는 것으로 오늘날의 관점으로 본다면 너무도 당연한 것이다. 하지만 당시 춤에 대해 이렇게 생각하는 사람들은 극히 적었다. 대부분 춤을 춘다고 하는 것을 생산적이지 못하거나 집안을 망하게 하는 행동으로 바라보는 것이 대중적인 시각이었다. 그 이유는 자신의 직분에 맞게 땀을 흘려 일하는 것이 사람의 도리이고 그것이 가장 값있는 일이라는 것이 대중적인 정서였기 때문이었다.

두 번째로는 속칭 "제비"라고 불리는 사람들이 말쑥한 정장을 차려입고 도심의 무도장을 배회하며 소위 춤바람 난 아주머니들의 돈을 뜯어내기 위한 수단으로 춤을 배운다고 생각하는 경우이며, 이와 연동되어 춤바람 난 아주머니가 장바구니를 들고 몰래 카바레를 다니면서 멸문지화滅門之禍를 일으키는 퇴폐문화의 전형인 것으로 바라보는 시각이었다.

때문에 당시 신문, 방송, 잡지 등 각종 언론에서는 춤바람 난 아주머니들이 장바구니를 들고 무도장을 다니는 것을 고발하기에 바빴고, 경찰에서도 이에 대해서만큼은 단속의 끈을 놓지 않았다. 그래서인지 저녁 뉴스시간이면 춤추다 경찰의 단속에 걸려 마치 굴비 엮이듯이 줄줄이 경찰서로 들어오는 모습들을 심심치 않게 볼 수 있었다. 단순히 춤을 춘 것이 잘못되어서인지 아니면 춤 이외의 다른 무엇이 있어서인지 모르지만 막연하게 미풍양속美風良俗을 헤친다는 이유로 많은 사람들이 경찰서에 끌려들어간 것이 사실이다. 때문에 댄스스포츠는 1999년 7월 1일부터 시행한 "체육시설의 설치 및 이용에 관한 법률"의 적용을 받기 전까지 1991년에 제정된 "풍속영업 규제에 관한 법률"의 광범위한 규제를 받아왔다. 다시 말해 과거 춤은 건강한 체육 혹은 예술적인 아름다움으로 인정받은 것이 아니라 미풍양속을 헤치는 시한폭탄 같은 존재로 여겼던 것이다.

이런 현상은 영상물에도 그대로 적용되었다. 지금은 그 현상이 많이 없어졌지만 80년대만 해도 댄스관련 영상물의 시청

등급은 19세 이상이었다. 한 예로 1987년 개봉한 패트릭 스웨이지와 제니퍼 그레이가 주연한 영화 더티댄싱Dirty Dancing은 우리나라에서 관람등급을 18세 이상만이 관람할 수 있거나 혹은 미성년자 관람불가로 결정하였다. 1989년 우리나라에서 개최한 국제볼룸선수권대회 영상물도 마찬가지로 미성년자 관람불가로 되어 있다. 일반적으로 미성년자 관람불가에 해당하는 영상물은 대부분 청소년에 대한 유해성이 강한 작품으로서 "노출이 심한 애로영화", "잔인한 장면이 있는 폭력영화" 등이 이에 해당된다. 그나마 80년대 중반 이후에 들어가면서 군사정권의 3S[1]-정책으로 인하여 그 수위에 대한 기준을 많이 낮춘 상태였다. 하지만 더티댄싱에는 속칭 부모님과 함께 볼 때 민망하거나 어색해 하는 장면도 별로 없으며 청소년이 보아서는 절대로 안 되는 애로 장면이나 유해성이 강한 폭력 장면도 들어있지 않다. 오히려 사랑과 우정 그리고 인간에 대한 평등성을 춤이라는 매개체를 통하여 전하는 가슴 깊은 감동을 주는 영화이다. 하지만 단지 댄스 영화라는 이유 때문에 더티댄싱은 미성년자 관람불가 영화로 판정을 받았다.

1_ 3S는 Screen, Sport, Sex를 의미하는 것으로 당시 군사정권은 국민들의 관심을 정치나 사회 방면이 아닌 다른 방향으로 돌리기 위하여 이러한 정책을 폈던 것이다. 1982년에 출범한 프로야구도 바로 이런 관점에서 바라볼 수 있으며, 노출경향이 짙은 영화의 등장도 바로 이즈음이었다.

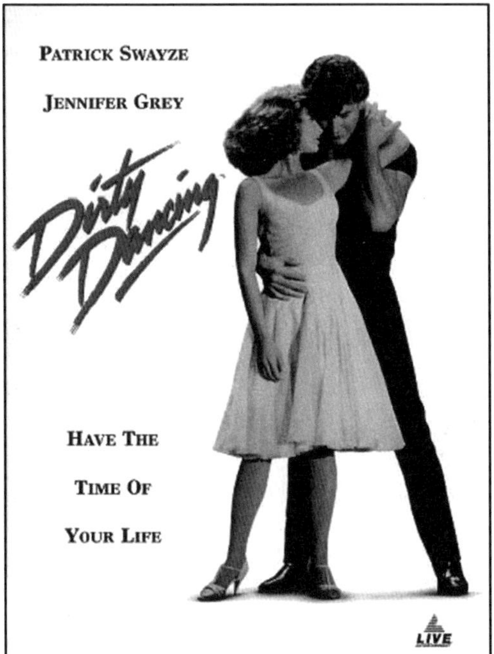

더티 댄싱

아울러 1989년도 볼룸댄스 선수권 대회의 영상물은 말 그대로 당시 댄스 경기 대회를 그대로 촬영하여 편집한 댄스 경기물이기 때문에 청소년에게 위해를 가할 만한 장면은 단 한 곳도 없다. 그럼에도 불구하고 이 영상물의 등급은 미성년자 관람불가이다. 왜 그런 것인지, 무엇 때문인지 정확한 이유도 모르는 체 우리는 당시 볼룸댄스가 위해하다는 선입견 하나만으로 이리저리 난도질을 당했다.

"춤은 본래 신성한 것이며, 하늘이 준 선물이다."라는 플라톤의 말처럼 사실 춤을 춘다고 하는 것은 장단에 맞추어 손이나 발 혹은 몸을 움직이는 인간의 본능적인 몸짓이다. 아주 흥겨운 음악이 흘러나올 때면 저절로 어깨가 들썩거리고 몸이 움직이는 것처럼 춤은 인간 감정의 가장 원형적인 형태이다.

예기禮記의 악기樂記편에 "즐거워서 말을 한다. 말하는 것으로 만족하지 못하므로 노래를 읊는다. 노래를 읊어도 만족하지 못하므로 노래를 질러 부른다. 노래를 그렇게 불러도 만족하지 못하므로 자신도 모르게 손을 움직이고 발을 굴러 춤을 춘다."[2] 라는 글이 있다. 이는 춤이 인간에게 있어 극대화된 감정을 표현하는 마지막 단계의 의미로 보고 있음을 의미한다. 때문에 이러한 행위를 작위적이거나 인위적인 행동이 아닌 인간 본연에 숨어있는 자연스러운 현상으로 받아들여야 한다고 강조하는 것이다.

다만 그것이 시대가 지나고 문화의 코드가 바뀌어감에 따라서 지역적 유형에 맞도록 춤의 형태나 리듬이 조금씩 변화되어 오늘날 다양한 형태로 나타나게 된 것 뿐이다.

그 중 댄스스포츠 같은 커플댄스는 유럽 귀족의 사교문화에서 출발하였고 유럽 대중에 의하여 꽃을 피운 매우 고급스러운 문화이다. 우리나라도 예외는 아니어서 최초로 전해진 것도 바로 구한말 고종 황제 때 서울 주재 러시아 공사나 일본 유학

2- 說之 故言之 言之不足 故長言之 腸言之不足 故嗟歎之 嗟歎之不足 故不知手之舞之 足之

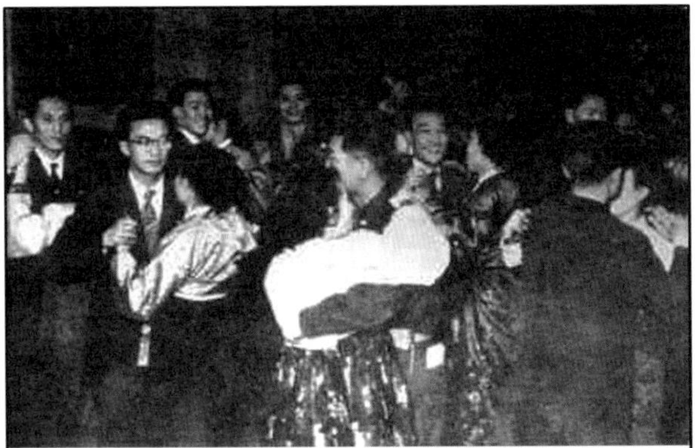

정비석의 소설 자유부인은 우리나라의 사교댄스를 부정한 시각으로 보게 하는 촉매제가 되었다.

생 등 지식층에 의해서였다.

하지만 당시 시대적인 정서와 맞물려 대부분의 일반적인 사람들은 춤추는 사람들을 좋지 않은 시각으로 바라보았다. 이처럼 고급문화가 사회적 불륜으로 인식되었던 것은 조선시대 유교적 관념이 현대 사회에 그대로 이어져 내려와 사회계층의 전반적인 세계관으로 자리 잡고 있었기 때문이다. 남녀칠세부동석으로 대표되는 유교의 남녀간 행동에 대한 규정이 사회 전반에 걸쳐 팽배했던 시절에 남녀가 서로 끌어안고 춤을 추는 행동은 기성세대에게 있어 그야말로 전통적 사고에 정면으로 도전하는 행동으로밖에는 받아들일 수밖에 없었다. 당시 사회의 지배층 대부분이 전통적인 유교사항이 깊게 뿌리박혀 내려온 양반층 가정에서 자라온 사람들이었다는 점을 감안한다면 댄스를 '사회악'으로 규정하여 각종 탄압을 하였던 것은 어쩌면 당연한 것이었는지도 모른다.

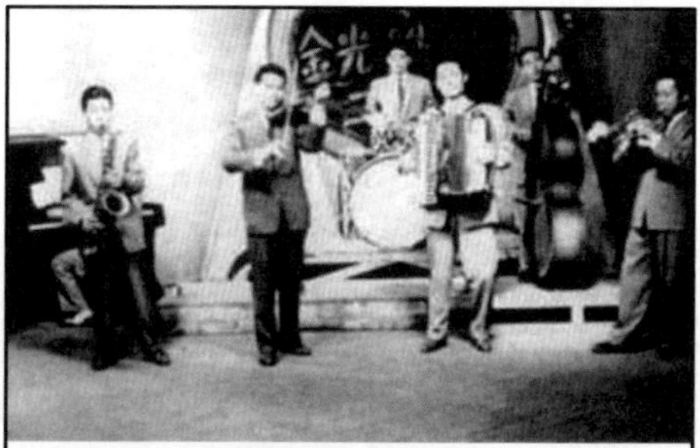

1950년대 라틴음악을 연주한 김광석악단

게다가 정비석의 소설 "자유부인"[3]과 박인수 사건,[4] 차관부인 인순애 춤바람 간통사건, 70년대 7공자 사건 등 춤과 관련하여 일어난 사건들은 댄스 자체를 불륜의 씨앗으로 보기에 충분했고 춤바람은 곧 외도와 같은 의미로 생각하게 만들었다. 아울러 한국전쟁, 4 · 19, 5 · 16 등 사회적 혼란이 심하고 먹고 살기 어려울 정도로 경제적인 상황이 열악했던 시절 춤을 춘다는 자체만으로도 사회적인 문제를 야기시킨다 하여 역대 정권들 모두 탄압을 한 것이 볼룸댄스를 더욱 더 밀

3_ 정비석의 베스트셀러 소설 자유부인에서 많은 논란이 되었던 부분은 바로 대학교수 부인이 외도를 하기 시작하는데 그것의 시발점이 바로 댄스홀에서 남자들과 춤을 추었던 것으로 묘사된 것이었다. 당시 전통적인 유교 사상이 주류를 이루었던 사회 속에서 과거 조선시대의 선비와도 같은 개념으로 인식되었던 대학교수의 부인이 남편이 아닌 다른 남자와 춤을 춘다는 것은 커다란 반향으로 인식될 수밖에 없었다.

4_ 한국전쟁이 끝나고 미국의 문물이 마구잡이로 들어올 50년대 중엽 소위 "양춤"이라고 불리는 볼룸댄스 또한 한국의 문화 속에 깊숙하게 들어오게 된다. 당시 젊은이들은 각 도시에 생겨난 댄스홀에 다니는 것이 하나의 유행처럼 생각하게 되었고 이 속에서 1955년 6월에 박인수 사건이 터진 것이다. 박인수는 댄스홀을 다니면서 수많은 여성들과 간음, 간통 등을 하였는데 그 숫자가 무려 70여명이 넘었다고 한다. 피해 여성 중에는 명문대학 여대생도 있었고, 명문가의 딸들도 많아 당시 세간의 화제가 되기도 하였다. 박인수는 공무원 사칭과 혼인 빙자 간음 혐의로 기소되었는데 1심에서 '법은 정숙한 여인의 순결한 정조만을 보호 한다'라는 판결문과 함께 공무원 사칭 죄만 적용되었다고 한다.

실로 들어가게 한 주된 원인이었다.

1937년 레코드 회사 부장・기생・배우 등 신문물을 접할 수 있었던 사람들이 서울의 치안 담당자에게 보낸 공개 탄원서[5]의 일부를 보면 당시 댄스에 대한 부정적인 시각이 얼마나 강했는지를 알 수가 있다.

> "우리들은 이제 서울에 '딴스홀'을 허하여 줍시사고 연명으로 각하에게 청하옵나이다. …… 일본 제국 판도내와 아시아 문명도시에는 어느 곳이든 다 있는 딴스홀이 유독 우리 조선에만, 서울에만 허락되지 않는다 함은 심히 통탄할 일로… (중략) 하루 속히 서울에 딴스홀을 허락하시어, 우리가 동경갔다가 '후로리다홀'이나 '일미홀' 등에 가서 놀고 오는 것 같은 유쾌한 기분을 60만 서울 시민들도 맛보게 하여 주소서."[6]

이처럼 춤에 대한 부정적 이미지는 볼룸댄스에서 댄스스포츠로 명칭이 바뀐 초창기에도 그대로여서 필자가 댄스스포츠를 처음 접하고 배웠을 당시에도 많은 사람들이 왜 그런 쓸모없는 것을 그것도 학교에서 근무하는 사람이 배우느냐며 질책

5_ 이용숙, "춤에 빠져들다", 열대림, 2004. 117쪽.

6_ 이용숙, 앞의 책, 117쪽에서 재인용.

을 많이 했다. 심지어 어떤 사람은 건강상의 이유로 댄스를 배웠음에도 불구하고 그때부터 별명이 제비로 바뀌었고 한동안 그렇게 불렸다고 한다. 댄스를 처음 배웠던 당시 필자의 기억 속에 가장 견디기 힘든 어려움은 각 종목마다 있는 명칭과 외우기 힘든 복잡한 동작들을 배우고 루틴을 기억하며 자세를 올바르게 고치는 것이 아니라 바로 주변 사람들의 비아냥거림이었다.

그런데 오늘날은 어떠한가? 해마다 가을이 되면 일주일이 멀다하고 각종 단체와 대학에서 주최하는 댄스스포츠 시합이 열리고, 초, 중, 고등학교에서는 방과 후 특별활동 과목으로 각광을 받고 있고, 많은 대학에서 전공과목으로 개설을 했다. 또한 대학에 개설된 수많은 교양 강좌 중 가장 많은 수강생이 몰리는 과목이 되어버렸다. 그리고 과거 댄스스포츠를 불륜의 씨앗이라며 비아냥거렸던 많은 사람들까지도 이제 댄스스포츠는 한번쯤은 꼭 배워둘 필요가 있는 것이라고 말을 하고 있다. 이처럼 과거 좋지 않은 시각으로 바라보았던 댄스가 오늘날 최고의 스포츠로 각광을 받고 있는 풍경을 보면 시대의 가치관이라는 것이 얼마나 주관적이고, 변화가 심한 것인가를 새삼 느끼게 된다.

그렇다면 왜 이토록 많은 사람들이 새삼스럽게 댄스스포츠를 배우고 또 즐기고 있는 것일까? 댄스스포츠에 대한 견해가 완전히 달라진 지금의 시점에서 우리는 댄스스포츠가 가지고 있는 숨어있는 기능에 대하여 한번쯤은 생각해봐야 할 필요가 있다. 과거 볼룸댄스라는 명칭에서 댄스스포츠로 바뀌었기 때문에 인기가 있게 되었을 것이라는 몇몇 사람들의 말은 이러한 열기를 설명하기에는 그 이치가 너무도 단순하다. 내용물은 변화가 없는 상태에서 포장이 바뀌었다고 바라보는 시각이 달라지는 현상은 어느 정도는 가능할 수 있으나 지속적으로 그것을 유지시키기에는 한계가 있기 때문이다. 아울러 댄스스포츠가 재미 있어서 혹은 사회적 분위기가 댄스스포츠를 할 수 있도록 공개되어 있어서 댄스스포츠를 즐긴다고 설명하기에는 지금의 열기가 너무도 대단하며 설명의 의미 또한 단편적이다.

결국 댄스스포츠는 예전부터 중요하게 생각해오던 어떤 것들이 있는데 그러한 것들을 우리가 미처 발견하지 못한 것이며, 명칭의 변화에 따라 숨겨져 있던 내용들이 새롭게 부각되면서 댄스스포츠의 철학들이 우리의 삶에 많은 것을 제시하고 있다는 것을 알았기 때문이다. 그렇다면 과연 댄스스포츠는 오늘날 우리에게 어떠한 철학을 제시하는 것일까?

이에 대한 해답을 찾기 위해서는 우선 댄스스포츠의 명칭에 대하여 생각해볼 필요가 있다. 혹자들은 댄스스포츠라는 명칭이 이전의 명칭인 볼룸댄스보다는 무엇인가 어색하다고 말을 한다. 다시 말해서 댄스면 댄스이고, 스포츠면 스포츠이지 댄스스포츠라는 명칭은 자체가 색깔 면에서 선명함이 떨어진다는 느낌이라는 것이다. 그럼에도 불구하고 국제댄스스포츠연맹 IDSF International Dance Sport Federation 나 IOC에서 그간 사용하던 볼룸댄스라는 명칭을 없애고 댄스스포츠라 명명한 것에는 무엇인가 특별한 이유가 있어서일 것이다. 그것은 다름이 아닌 댄스스포츠가 예술미가 충만한 극적인 아름다움과 과학적인 스포츠 요소를 모두 내포하고 있는 아주 특이한 스포츠이기 때문이다. 댄스스포츠의 본래 명칭이 볼룸댄스라는 것을 감안하였을 때 분명 댄스스포츠에는 춤이라는 예술적인 요소가 충분히 내재하고 있음을 알 수 있다.

댄스의 기원을 살펴보면 최초에는 원시종합예술의 형태로 이해할 수 있다. 당시 원시인들은 사냥을 떠나 많은 수확을 올렸을 때 그 기쁨을 표현하기 위한 하나의 수단으로 춤을 추기 시작하였던 것이다. 너무도 기쁜 나머지 사람들은 자신의 기쁨을 몸으로 표현하며 이리저리 움직였고, 그러한 흐름 속에 자연스럽게 리듬이 나타나기 시작했다. 그리고 그들의 대단한 수확의 치적은 동굴의 벽화를 통하여 표현하였고, 이윽고 언어가 탄생하면서 언어를 사용하여 미학의 극대화를 이루었던 것이다. 결국 댄스는 문학과 미술, 그리고 음악이라는 다양한 예술의 장르 중에서 가장 먼저 태어난 것이며 인간의 희노애락喜怒哀樂을 몸이라고 하는 원초적인 매개체를 통하여 표현하는 순수함인 것이다.

그리스로마 신화에도 댄스의 기원에 대하여 다루고 있는데 그것은 바로 불과 관계가 있다.

신들의 세상만이 존재했던 시절, 이 땅에 생명을 만들었던 것은 바로 프로메테우스였다. 프로메테우스는 이 세상에 많은 동물을 만든 뒤 맨 마지막에 인간을 만들기 시작했다. 프로메테우스 최고의 작품인 인간! 그것은 올림푸스를 지배하는 신의 모습과 닮았으며 신처럼 생각할 수 있는 존재였다. 그러나 대부분의 재료를 일반 동물에게 쓰느라고 정작 인간을 완성하였을 때 그들에게 줄 수 있는 것은 아무것도 없었다. 호랑이나 사자의 날카로운 이빨도 줄 수 없었고, 곰처럼 강한 힘이나 독수리나 매처럼 하늘을 날 수 있는 날개도 없었다. 그렇다고 힘이 없는 동물들이 재빨리 피할 수 있도록 만들어준 튼튼한 다리도 없었다.

프로메테우스는 처음 그가 소망했던 것처럼 인간이 땅의 세상을 지배하며 살아갈 수 있는 무엇인가를 주고 싶었다. 강한 이빨과 힘에서 그들 자신을 보호하고 외부의 적을 물리칠 수 있는 힘! 그것은 다름 아닌 불[火]이었다. 그러나 그것은 신만이 소유할 수 있는 물건이며, 지상의 인간과 동물들이 신을 두려워하는 아주 강력한 무기 중의 하나였다. 이런 까닭에 신의 왕인 제우스는 그것을 인간들에게 전해주는 것을 허락하지 않았던 것이다.

한참을 고민하던 프로메테우스는 어느 날 짚을 묶어 몰래 숨어 있다가 불의 전차를 타고 하늘을 오르던 아폴론의 마차에서 불을 붙여 올림푸스 산을 뛰어 내려갔다. 그리고는 사람들에게 불을 나누어 주었다. 불을 받은 인간은 그들이 모여 앉은 한가운데 불을 피우고 기쁨의 환호를 지르기 시작했다. 그리고는 행복에 겨운 춤을 추기 시작했다.

이것이 바로 그리스로마 신화에 나오는 춤의 기원인데, 춤의 시작이 불과 관련이 있다는 것이 매우 흥미롭다. 역사에서 불은 인류의 문명이 시작되는 것을 의미한다. 이제껏 날 음식만을 먹던 인간이 익힌 음식을 먹게 됨을 뜻하며, 불을 이용한 다양한 도구의 생산으로 인간은 그 어느 동물보다 강력한 힘을 보유하게 되는데, 이는 곧 인간과 동물을 구분 짓는 잣대이기도 하다. 다시 말해 불로 인해 인간은 야성적인 습성에서 벗어나 본격적인 인간다운 삶의 길로 들어서게 되며 원시에서 문명으로 전환하는 전환점을 이루게 된다. 아울러 신화 속에서는 인간과 신의 영역이 점점 좁혀져 감을 뜻하기도 하는 것이다. 결국 춤은 인간이 동물과 구별되기 시작하면서 표현하기 시삭하는 최초의 예술이라는 것이다.

즐거움을 나누는 세상의 모든 것은 단순함에서 출발한다. 때문에 즐기는 사람과 향유하는 사람이 같을 수밖에 없다. 글을 쓰는 사람과 읽는 사람, 음악을 연주하는 사람과 듣는 사람, 그리고 춤을 추는 사람과 즐기는 사람이 모두 같다. 하지만 시간이 흐르면서 잘하는 사람과 못하는 사람이 구분되기 시작한다. 그러면서 행위자와 관람자가 나누어지게 되며 행위자의 경우 그것을 더욱 심화시키는 작업에 들어간다. 단순한 두드림에서 음계가 있는 악기를 다루는 사람이 생기게 되고, 흥에 겨워 흔들던 몸동작에서 의미를 두고 이야기가 있는 몸동작으로 바뀌게 된다. 그렇게 차츰 전문화되고 미적 가치가 높아지면서 그것은 일반 행위가 아닌 예술로 승격된다. 이런 관점에서 댄스스포츠는 춤이 가지고 있는 미적 극대화 이외에도 혼자가 아닌 남녀가 어우러져 만들어내는 완벽한 조화의 춤이기에 그 미적 가치는 솔로 춤이 가지고 있는 아름다움과는 조금 다른 차원에서 최고의 절정을 이루어낸다고 해도 과언이 아닐 것이다.

아울러 댄스스포츠는 이러한 예술적인 요소를 갖추고 있는 동시에 또한 스포츠 과학적인 요소를 상당 부분 가지고 있다. 댄스를 통해서 우리는 그간 잘못된 자세로 의하여 정형화된 기형의 체형에서 벗어나 올바른 자세를 갖게 되며, 아울러 비만을 치료할 수 있는 유산소 운동을 하는 효과를 가지고 있기 때문에 건강에도 많은 도움을 주고 있다. 사실 유산소 운동의 대표적인 운동이라 할 수 있는 조깅의 경우 혼자서 달리기 때문에 외롭고 힘들 수밖에 없다. 그러나 댄스스포츠의 경우 아름다운 음악에 맞추어 파트너와 호흡을 맞추다 보면 본인도 모르는 사이에 벌써 운동이 되어 있음을 알 수가 있으며 또한 댄스를 한다는 자체가 너무도 즐겁기 때문에 힘이 들고 외롭다는 생각은 할 수도 없다. 이처럼 즐기면서 건강을 유지할 수 있는 운동이 댄스스포츠이기 때문에 많은 사람들이 이것을 선호하게 되는 것이다.

댄스스포츠가 가지고 있는 유익한 요소들은 위에서 설명한 외적인 것 이외에도 내면적인 부분도 상당 부분 있다. 사실 어쩌면 우리가 댄스스포츠에서 더 중요시하는 부분이 바로 이 내면의 철학적인 요소가 아닌가 싶다.

댄스에서 가장 중요하게 여기는 부분이 과연 무엇일까?

아마도 대부분의 사람들은 기초자세, 리듬감, 미적 표현 등을 꼽을 것이다. 물론 이와 같은 요소들도 댄스를 함에 있어서 상당히 중요하게 여기는 부분들이다. 그러나 필자는 댄스스포츠에서 가장 우선적으로 추구해야 할 요소로 하모니를 꼽고 싶다. 하모니는 자신과 파트너가 함께 만들어가야 하는 완벽한 조화를 의미한다. 상대방의 실력에 관계없이 하모니를 이루지 못하면 세상에서 아무리 가장 잘 추는 댄서라고 할지라도 완벽한 춤을 추었다고 할 수는 없는 것이다.

그렇다면 하모니는 과연 무엇에서 출발을 할까? 그것은 바로 양보와 배려이다. 아무리 자신의 기량이 뛰어나다 해도 상대방이 그 수준에 이르지 못하면 실력을 낮추어야 한다. 다시 말해서 자신의 실력이 80%의 기량을 갖추었고, 파트너가 30% 정도의 실력을 갖추었다면 80%의 실력을 갖춘 사람이 30%로 낮추어야 한다는 것이다. 자신의 실력을 따라오지도 못할 사람에게 80%의 기량을 발휘한다면, 아마도 춤을 추기도 전에 판은 깨지고 말 것이며 설혹 춤을 춘다고 하더라도 계속 리듬이 깨지고 호흡이 맞지 않아 즐겁지 않은 댄스가 되고 말 것이다. 서로 간에 눈높이를 맞춘다는 것! 그리고 눈높이를 맞추기 위하여 상대방에게 배려한다는 것! 어쩌면 이것은 세상을 살아감에 있어 공동체의 교감을 느끼게 해주는 가장 기본적인 요소일 것이며, 타락과 더러움으로 가득 찬 이 사회를 정화시키는 가장 중요한 철학일 것이다.

제 2 장

댄스스포츠의 개념

1. 댄스스포츠의 역사적 변화 단계

"댄스스포츠"의 일반적인 개념을 고찰함에 있어 역사적인 상관관계를 살펴보면 과거 사용되었던 "사교댄스", "볼룸댄스"에서 출발하는 것은 어쩌면 당연한 것이라 할 수 있다. 댄스스포츠에 대한 일반적인 개념을 살펴보면 "17세기 유럽의 궁중무도회에서 사교를 목적으로 남녀가 서로 원형을 이루고 파트너를 바꾸며 추는 ①**사교댄스**[Social Dance]에서 시작하여 ②**볼룸댄스** Ballroom dance : 영국 왕실의 궁전은 둥그런 돔 형식으로 되어 있음. 둥그런 큰방에서 춤을 춘다고 해서 볼룸댄스라는 명칭이 붙었음로 불리어 왔다가 각종 국제경기대회에서 경기댄스로 발전하면서 올림픽 정식종목 채택을 목표로 창설된 ICAD[현재 국제댄스스포츠 연맹: IDSF]가 1995년에 IOC에 가입이 되면서 2000년 시드니 올림픽 시범종목으로 채택되고,

③**댄스스포츠**라는 새로운 용어가 탄생하게 된 것이다. 댄스스포츠의 종류는 모던스탠다드 댄스와 라틴아메리칸 댄스의 두 종류로 크게 나누어지는데, 모던스탠다드 댄스는 1924년에 ISTD 분과위원회에서 5종목을 정립시켰고, 라틴아메리칸 댄스는 라틴계 나라들, 즉 쿠바, 브라질 등 스페인어를 구사하는 나라들의 댄스로 1974년에 ISTD에서 경기 5종목을 정립시킨 것이다."라고 되어있다.

이러한 개념 정리는 댄스스포츠를 공부하는 대부분의 사람들에게 거의 무비판적으로 받아들어져 댄스스포츠를 소개하는 대부분의 책이나 인터넷 자료 등에서 철자하나 틀리지 않고 거의 그대로 사용되고 있다. 필자 또한 이러한 댄스스포츠의 객관적인 역사적 사실에 대하여 부정할 의도는 없다. 그러나 위의 소개 글을 구조적인 형태로 분류하여 파악하면 몇 가지 의문이 가는 부분을 발견할 수 있다.

첫 번째는 명칭의 변화에 따른 현재 댄스스포츠와 17세기의 사교댄스가 같은 유형의 댄스인가에 대한 의문점이다. 위의 글을 살펴보면 댄스의 명칭이 17C 사교댄스 → 볼룸댄스 → 댄스스포츠의 순서로 나타나고 있다. 물론 처음 발생 시기의 댄스의 사교적 성격과 현재 댄스의 스포츠적인 성향이 틀리다는 점을 감안한다 하여도 위의 논의를 있는 그대로 이해하기 위해서는 17세기의 사교댄스와 현재의 댄스스포츠는 춤의 종류가 같아야 한다는 전제를 들어야 한다. 이는 마치 국가의 명칭이 바뀌어도 그 안에 있는 국민이나 영토는 그대로 이어진다는 점과도 동일한 개념인 것이다.

둘째로 댄스스포츠 이전에 불리어왔던 볼룸댄스 안에 라틴아메리칸 댄스가 포함되어 있는가에 대한 의문점이다. 볼룸댄스가 스포츠적인 요소를 갖추고 있다고 하여 현재 댄스스포츠로 불리고 있다는 점을 상기하여 볼 때 과거에 불리어왔던 볼룸댄스 안에도 현재의 분류체계인 라틴아메리칸 댄스와 모던스탠다드 댄스가 모두 포함되어 있다고 추측할 수 있을 것이다. 이는 앞서 밝혔던 일반적인 개념의 내용이 과거에는 발견하지 못했던 스포츠적 기능이 발견되면서 볼룸댄스의 명칭이 댄스스포츠라는 명칭으로 치환되었을 뿐 내재된 여러 가지 유형의 면에서는 달라진 것이 없다는 측면에서 해석하여 볼 때 같은 맥락 속에서 이해를 해야 한다. 그럼에도 불구하고 서구에서 발매하고 있는 음악이나 비디오 등에 표기된 내용을 보면 모던스탠다드 댄스라는 명칭을 대신하여 볼룸댄스라고 명기를 하였지만 라틴아메리칸 댄스는 그대로 사용하고 있다는 것이다. 이런 점에서 볼 때 댄스스포츠와 볼룸댄스의 개념적인 정리 또한 필요하다고 할 수 있을 것이다.

필자는 본장에서 이러한 의문점에 대한 비판적인 고찰을 통해 댄스스포츠에 대한 일반적인 개념을 나름대로 제시하고자 한다. 이러한 논의를 위하여 우선 전제하고 싶은 사항은 논의의 범주를 현재 국제적으로 공인하고 있는 라틴 5종목(룸바, 차차차, 삼바, 파소도블레, 자이브)과 모던5종목(왈츠, 탱고, 퀵스텝, 슬로우 폭스트롯, 비엔나왈츠)에 국한하고자 한다. 이러한 이유는 현재 국내에 도입된 댄스스포츠가 공식적으로 위의 10종목으로 한정되어 있음에도 불구하고 사회적인 통념상 경우에 따라서 라틴아메리칸 댄스 범주 안에 살사, 메렝게 등의 사교댄스를 넣는 경우도 있으며 심지어는 국내에서 개발된 지루박과 트롯트 등의 댄스도 이 범주 안에 넣고 논의를 하는 경우가 있기 때문이다.

2. 댄스스포츠(볼룸댄스) 개념에 대한 제견해

한국사회에 소개된 댄스스포츠와 볼룸댄스에 대한 개념 및 역사를 살펴보면 대부분 대동소이하게 비슷한 내용으로 정립되어 있다. 조규청은 조금은 포괄적인 개념 속에서 댄스스포츠를 정의했다.[7] 조규청은 각주에서 기술한 것처럼 댄스의 종목

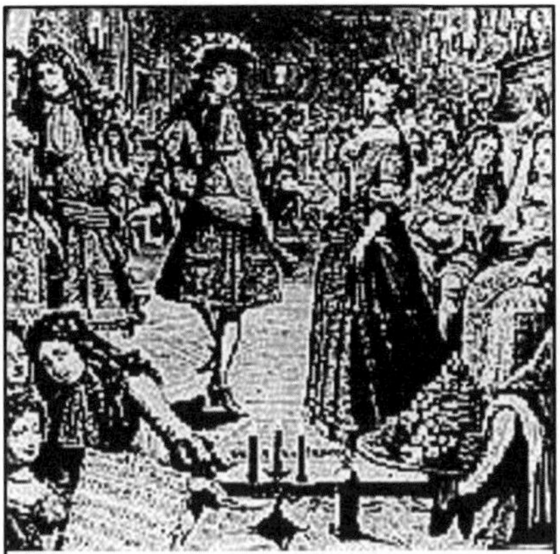

베르사이유 궁에서 미뉴엣을 추는 루이 14세

에 관계없이 댄스스포츠를 남녀가 함께 추는 춤으로써 미적 가치를 두는 스포츠로 개념을 정리했던 것이다. 그러나 이 개념 속에는 댄스스포츠 10종목 안에 포함되어 있지 않은 커플댄스에 대한 뚜렷한 경계를 이루지 못했다. 다시 말해서 남녀가 함께 추는 춤이라는 정의와 미적 가치를 두는 스포츠적 개념의 범주는 일반 사교댄스에도 포함될 수 있는 개념이라는 것이다. 이미 세계에서는 댄스스포츠 이외에도 경기적 성격의 살사나 아르헨티나 탱고, 그리고 스윙 등의 시합을 열고 있다. 따라서 위의 개념은 댄스스포츠에 국한하여 설명하기에는 너

7_ 신체의 다양한 움직임이나 동작을 매개로 하는 예술은 시간적·공간적 특성을 지닌다. 따라서 현대적 개념의 댄스스포츠의 발달 과정이나 개념의 변천 과정을 살펴보면 "남녀가 한 쌍을 이루고 음악의 리듬에 맞추어 춤을 추는 가운데 신체적 움직임을 통하여 움직임 예술의 미적 가치를 창조하는 스포츠"로써 댄스스포츠를 정의할 수 있다. 조규청, 댄스스포츠의 이론과 실제, 서울 홍경사, 1999, 5쪽

무도 포괄적인 성격을 지니고 있다고 할 수 있겠다.

실버스터Silvester는 "댄스스포츠는 17세기부터 유럽의 궁중 무도회에서 사교를 목적으로 남녀가 서로 원형을 이루고 파트너를 바꾸어 춤을 추는 형식으로 발달하기 시작하였으며, 영국에서는 올드 타임과 구별하여 모던 댄스라고 불렀다. 댄스의 명칭은 왈츠, 탱고, 블루스 등 종목별로 댄스 음악의 명칭을 그대로 사용하였다."[8]라고 했다.

실버스터의 이러한 정의에서 우리는 몇 가지 내용을 추측할 수 있는데 우선 모던스탠다드 댄스가 불리기 이전에 올드타임이라는 춤이 있었으며, 이 춤의 성격은 모던 댄스와는 다른 어떤 사교적인 특징이 있다는 것이다. 그리고 댄스의 명칭 또한 사교댄스가 아닌 각 종목의 댄스로 불리었는데, 특이한 사항은 그 안에 현재 댄스스포츠에는 없는 블루스 등이 있다는 것이다. 여기서 의문시 되는 점은 현재 댄스스포츠의 한 갈래를 이루고 있는 모던스탠다드 댄스와 과거 올드타임과 구별하여 만들어진 모던스탠다드 댄스가 같은 개념의 댄스인가 하는 점이다.

원성연은 "1924년부터 영국의 무도계에서 학술적 이론을 인체학적으로 정립한 가장 큰 목적은 사교적 수단이 아닌 스

8_ 노다지, 댄스스포츠의 관심도에 관한 연구, 한양대학교 교육학 석사학위 논문, 2001. 6에서 재인용

포츠적 요소가 담긴 국제경기대회에서의 활용을 위하여 출발한 것임을 우리는 잊지 말아야 한다."라고 했으며, 이러한 규정 안에서 볼룸댄스는 볼룸(Ballroom)+댄스(Dance, 춤), 즉 충분히 넓은 장소에서 추는 춤을 의미하며 그 범주 안에서 사교춤(Social Dance)과 댄스스포츠(Dance Sport)로 나누고, 댄스스포츠는 경기용과 시범용으로 다시 나눌 수 있다고 주장했다.[9] 이러한 원성연의 주장에 따라 일반적인 개념을 도입하여 도표로 만들면 다음과 같다.

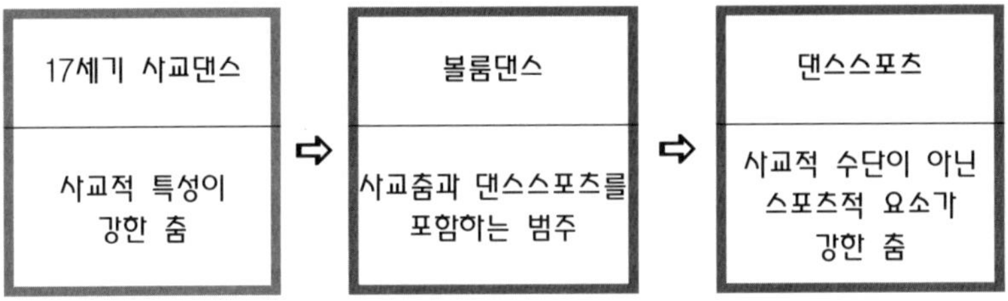

일반적인 개념이 댄스의 성향의 변화에 따른 발전적인 단계에서 명칭의 변화가 이루어진 것에 반하여 원성연의 논의는 볼룸댄스와 댄스스포츠가 상호 다른 의미에서 공존하고 있다는 측면으로 이해가 된다. 그렇다면 이 두 개의 개념은 상호 대립하는 관계일 수밖에 없다. 그러나 원성연은 논의의 마무리

9_ 원성연, 댄스스포츠에 관한 역사적 고찰, 한양대학교 석사학위 논문, 2001. 5~6쪽.

부분에 1987년부터 국제올림픽위원회 가입을 추진하면서 볼룸댄스보다 댄스스포츠가 더 적합하다는 결론을 내리고, 회원국들에게 볼룸댄스 대신 댄스스포츠로 바꾸어 사용하도록 권장하면서 댄스스포츠로 명칭을 변경했고 일본이나 우리나라에서는 스포츠댄스라고 불리는데 올바른 명칭은 댄스스포츠로 해야 한다[10]라고 기술했다.

이러한 논의는 앞서 제시했던 구분에 대하여 상호 모순을 일으키고 있다. 전반부 논의에서는 볼룸댄스 범주 안에 댄스스포츠를 포함시켰으나 후반부에 있어서는 댄스스포츠를 볼룸댄스의 명칭에 대한 변경으로 규정한 것이다. 아울러 사교댄스와 볼룸댄스 그리고 댄스스포츠에 대한 명쾌한 준거를 설정하지 않고 편의에 따라 논의하는 결과를 초래했다.

이처럼 지금까지 대부분의 논문이 명칭에 대한 범주와 준거를 설정하지 않고 논의를 다루어왔기 때문에 많은 혼동을 일으키고 있는 것도 사실이다. 때문에 이에 대한 명확한 준거를 설정하는 것이 필요하겠다. 본고에서는 사교댄스와 볼룸댄스 그리고 댄스스포츠의 용어에 대한 변별력을 규정하기 위하여 댄스의 역사적인 측면과 문화적 측면 그리고 기능적 측면에서 접근하여 논의하겠다.

10_ 원성연, 앞의 논문, 7쪽

3. 역사적 접근

사교댄스 → 볼룸댄스 → 댄스스포츠의 상관관계가 성립되기 위해서는 이 안에 구성되어 있는 댄스의 종류가 어느 정도 일치해야 한다. 다시 말해서 초창기 사교댄스에도 지금의 댄스스포츠와 비슷한 유형의 댄스가 존재해야 한다는 것이다. 이는 사교댄스와 마찬가지로 볼룸댄스나 댄스스포츠가 남녀가 서로 함께 추는 성격이 비슷하다 하여 같은 범주의 댄스로 설정할 수는 없다는 것이다.

이런 측면에서 과거 사교댄스 안에 지금의 댄스스포츠 범주 안에 속해 있는 라틴아메리칸 댄스의 5종목과 모던스탠다드 댄스의 5종목이 포함되어 있는가에 대해서도 살펴볼 필요가 있다.

댄스스포츠는 ①발생적 측면 ②형태적 측면 등 몇 가지 성격에 따라 라틴아메리칸 댄스와 모던스탠다드 댄스로 구분할 수 있다.

먼저 발생적 측면을 보면 모던스탠다드 댄스는 서유럽(독일) 및 미국, 그리고 남아메리카에서 발생한 춤이며, 라틴아메리칸 댄스는 남아메리카, 중남미 그리고 스페인의 민속댄스를 주축으로 하여 발생한 춤이다. 민족의 성향을 중심으로 분류하여 본다면 모던스탠다드 댄스는 정착하여 생활해온 농경민족 중심으로 이루어진 춤이며, 라틴아메리칸 댄스는 서아프리카 흑인 및 집시 등을 중심으로 생성되었다.

모던스탠다드 댄스나 라틴아메리칸 댄스 공히 각 나라의 민속댄스에서 출발하였다는 공통점은 있으나 모던스탠다드 댄스의 왈츠의 경우 유럽 귀족의 사교적 특성을 지니고 있고, 미국에서 출발한 폭스트롯이나 퀵스텝의 경우 다분히 쇼적인 요소를 갖추고 있다. 반면 라틴아메리칸 댄스의 경우 그 춤의 기원이 대부분 아프리카에서 노예로 잡혀온 흑인들에 의하여 만들어진 것으로 궁정의 넓은 방을 의미하는 볼룸에서 주는 귀족적인 의미와는 전혀 다르다고 할 수 있다. 또한 초창기의 라틴아메리칸 댄스는 실내무도가 아니라 실외에서 주로 추던 춤이었다. 따라서 엄격한 의미에서 볼 때 상류계층을 상징하는 볼룸이라는 단어에 노예들의 춤인 라틴아메리칸 댄스는 어울리지 않는다.

이러한 측면에서 볼 때 볼룸댄스에서 라틴아메리칸 댄스는 제외된다고 볼 수밖에 없으며, 이러한 이론을 뒷받침하는 실증으로 현재 세계 최고의 댄스스포츠 대회인 블랙풀 대회에서도 모던스탠다드 댄스는 볼룸댄스라고 부르고 있지만 라틴아메리칸 댄스의 경우 그냥 라틴아메리칸 댄스라고 부르고 있는 것이다.

형태적인 측면을 살펴보면 모던스탠다드 댄스의 경우 서로 껴안는 형태인 클로즈 홀드로 춤을 추며 주로 상체의 미를 강조하는 것이 특징이다. 또한 춤을 추는 데 일정한 방향이 정해져 있어 시계 반대방향으로 춤을 추는 것이 원칙으로 되어 있다. 반면 라틴아메리칸 댄스의 경우 힙 무브먼트를 강조하는 하체의 춤으로 일정하게 홀의 이동보다는 하나의 점을 중심으로 춤을 춘다는 것이다.

그런데 의문이 가는 것이 있다면 우리가 알고 있는 탱고의 본거지인 아르헨티나의 경우 라틴아메리카 범주에 포함되어 있음에도 불구하고 모던스탠다드 댄스 범주 안에 있고, 스페인의 경우 유럽 국가임에도 불구하고 라틴아메리카 댄스 범주에 속해있다는 것이다. 그럼에도 불구하고 ISTD에서 댄스의 구분을 이렇게 한 것은 나름대로 의미가 있기 때문인 것으로 보여진다.

아르헨티나에서 출발한 탱고의 경우, 수도인 부에노스아이레스의 보카항구에서 만들어진 것으로 알려져 있다. 부에노스아이레스의 유일한 항구인 보카항으로 유럽의 이주민들이 들어오면서 이들에 의하여 추어진 것이 탱고로 되어있다. 그리고 이들의 탱고는 점차적으로 부에노스아이레스에서 유럽으로 퍼졌고, 20세기 초엽 유럽에서 선풍적인 인기를 끌게 된다.

그런데 주목할 점은 프랑스에 의하여 개량된 탱고는 아르헨티나에서 추어지는 탱고와는 그 형태와 리듬이 다르다는 것이다. 1930년대에 들어서서 연주 밴드들은 기존의 반도네온이 가지고 있는 비트의 형식이 타악기로 대체되면서 좀 더 강한 스타카토의 효과로 바뀌었고, 탱고 무용수들은 탱고 본래의 몽환적이고 느긋하며 자유로운 방식의 탱고가 아닌 공격적인 형태와 스타카토 움직임으로 춤을 강조하게 되었다. 또한 과장된 고개 짓이나 어깨의 움직임, 규격화된 리듬으로 완전하게 전환된 춤을 새로이 만들어 냈다.[11-] 이 춤이 현재 댄스스포츠 모던 5종목에 속해있는 콘티넨탈 탱고, 혹은 모던 탱고인 것이다.

아르헨티나 사람들은 "탱고는 매우 정서적으로 깊은 맛이 있기 때문에 오래가는 것이다."라는 말을 하는데 유럽에서는 이러한 아르헨티나 원형의 춤을 개량하여 새롭게 다듬었다. 정서적으로 깊은 맛을 느낀다는 춤이 의도적으로 다른 형태의 춤으로 바뀌었다는 것은 보기 드문 현상이다. 일반적으로 춤의 원형은 살아있는 형태에서 다른 문화와 습합되어 퓨전화 되는 것은 있지만 완벽하게 바뀌었다는 점은 매우 이례적인 일인데 과연 그 원인이 무엇일까? 필자는 그 원인을 탱고가 보여주는

11- 원성연, 앞의 논문, 67쪽(Karl, Mannheim의 글 재인용).

선정적 형태에서 찾아보고 싶다.

아르헨티나 탱고에는 박자가 없다. 하지만 탱고가 멈추어서는 안 된다. 설혹 동작이 멈추었다고 할지라도 그 형태 또한 춤의 한 형태로 이해가 된다. 이를 Embrace라고 부르는데 바로 이것 때문에 아르헨티나 탱고가 관능적으로 보이게 되는 것이다.

아르헨티나 탱고와 콘티넨탈 탱고는 탱고란 명칭만 같은 뿐이지 기본 스텝에서 자세, 심지어는 음악에 이르기까지 완전히 다른 모습을 보이고 있다. 기본자세는 아르헨티나 탱고가 보통 남자의 오른쪽 가슴과 여자의 왼쪽 어깨, 그리고 두 사람의 광대뼈와 이마 사이의 부분을 붙이고 있는데 반하여 콘티넨탈 탱고의 경우 서로 얼굴을 떨어뜨리고 늑골 아랫부분부터 밀착시키는 형태로 되어 있다.

이렇게 보았을 때 콘티넨탈 탱고는 아르헨티나 탱고의 변이 형태로 출발하게 되며 그 기원은 20세기 초엽에 들어왔음을 알 수 있는 것이다. 따라서 17세기 초엽에서 시작한 사교댄스와는 무관한 것으로 보는 것이 좋을 듯싶다.

영어에서 라틴아메리카Latin America, 스페인어로는 "America Latina"는 중남미의 국제적인 표현이다. 그런데 중남미를 라틴아메리카로 부르는 근거는 사실 전혀 없다. 이 말의 탄생은

1930년대 스페인이 내전에 휩싸여 있을 때 프랑스 외무부에서 중남미에 대한 표현을 “Hispanic America”에서 의도적으로 “Latin America”로 바꾼 것이라고 한다.

1810년대 중남미의 국가들이 하나씩 독립을 해나갈 때 영향력을 행사했던 국가가 바로 프랑스이다. 그리고 스페인과 프랑스는 서로 앙숙지간의 관계였다. 이러한 상태에서 프랑스가 중남미에 미친 문화적인 영향은 상당히 컸다고 한다. 적어도 불어 몇 마디는 해야 만이 인텔리로 대접을 받을 수 있었고, 지금도 여러 중남미 국가에서는 영어보다는 불어를 제1외국어로 가르치고 있다고 한다. 그리고 이들의 공통적인 사항은 라틴어를 원조로 사용한다는 것뿐이다. 유럽의 라틴계는 프랑스, 스페인, 이태리, 포르투칼, 루마니아 정도이다. 따라서 라틴아메리칸 댄스의 범주는 지역적인 특징 속에서 구분하기보다는 스페인을 중심으로 하여 프랑스가 명명해준 라틴아메리카라는 명칭이 혼합되어 나타나게 된 것이다. 따라서 Latin America 보다는 엄격한 의미에서는 Latin & America로 보는 것이 더 적당할 것이다. 그래야만 스페인에서 만들어진 파소도블레의 경우 라틴아메리카 춤의 범주에 속한다고 볼 수 있는 것이다.

네발 달린 동물의 걸음걸이에서 착안했다고 알려져 있는 폭스트롯은 1913년 헨리폭스에 의하여 만들어졌다고 한다. 이 춤은 분당 160박자의 째즈 템포에 맞춰 추며 스웨이 하는 춤으로 알려졌다. 또한 째즈음악의 일종인 경쾌한 스윙음악에 맞추어 추는 퀵스텝도 폭스트롯에서 갈라진 춤으로 대략 1920년대 영국에 소개된 것으로 알려져 있다. 이렇게 보았을 때 슬로우 폭스트롯과 퀵스텝 또한 17세기 사교댄스와는 거리가 먼 범주의 댄스라고 할 수밖에 없는 것이다.

위에서 논의한 점을 정리하여 본다면 17세기 궁정의 사교를 목적으로 추어졌던 사교댄스는 역사적인 측면에서 고찰하였을 때 볼룸댄스와 그 맥을 같이 한다고 볼 수는 없다. 따라서 당시의 사교댄스와 볼룸댄스는 상호 연계 상태가 아닌 새로운 출발 형태에서의 볼룸댄스로 이해해야 한다고 할 수 있다.

4. 문화적 접근

역사적 접근에서는 모던스탠다드 댄스를 중심으로 하여 사교댄스와 볼룸댄스의 상관관계를 논의해 보았는데, 본장에서는 댄스스포츠의 한 종류인 라틴아메리칸 댄스와 앞서 논의했던 볼룸댄스의 연계성에 대하여 문화적인 측면에서 접근해보고자 한다.

라틴아메리칸 댄스는 삼바, 룸바, 파소도블레, 차차차, 그리고 자이브의 5종목으로 이루어진 춤이다. 이 댄스의 특징은 남녀가 함께 춤을 춘다는 것 이외에 모던스탠다드 댄스와는 확연하게 구분된다. 홀딩 또한 모던스탠다드 댄스의 클로즈홀딩과는 달리 매우 자연스럽다.

라틴 아메리카 댄스 중 3종목은 그 기원이 유럽인들과 흑인 토착민들이 습합되어 이루어진 춤이다. 초기 유럽의 정복자들은 대부분의 흑인 노예들을 서부 아프리카의 여러 지역에서 아메리카 대륙으로 강제 이주시켰으며, 이 같은 이유는 당시 원주민들만으로는 노동력이 부족했기 때문이다.

이 중 삼바는 포르투칼인들이 16세기에 많은 노예들을 앙골라와 콩고에서 브라질로 데려온 데서 시작한다. 초창기 이들이 카타렛The Catarete이나 엠볼라다The Embolda 같은 춤을 추었는데 이 춤들은 서로 배꼽을 접촉하였기 때문에 유럽인들은 이를 죄악시하였다 한다. 삼바가 영국사회에서 인기를 끌기 시작한 것은 1950년대이다. 이 당시 영국의 마가렛 공주에 의해서 인기를 끌었고, 1956년 국제적 보급을 위해서 피에르 라벨르에 의하여 표준화되었다.

룸바는 쿠바에 들어온 아프리카 흑인 노예들의 춤이며, 두

발보다는 몸의 동작만을 강조한 춤에서 그 유래를 찾을 수 있다. 이 춤이 영국에 소개된 것은 1947년 영국의 무도교사인 피에르 라벨르에 의해서이다.

스페인의 파소도블레가 유럽 전역에 퍼지기 시작한 것은 집시들에 의해서였다. 이 집시들의 광대끼 있는 춤은 많은 사람들의 흥미를 이끌었으며, 오늘날에 이 춤이 투우사의 흉내를 내는 것도 바로 스페인 사람들의 투우에 대한 애착과 노력에 의해서라고 할 수 있다.

차차차는 룸바와 맘보와 마찬가지로 쿠바에서 유래된 춤이다. 차차차의 원형은 맘보에서 찾아볼 수 있는데 맘보라는 말은 바로 아이티 섬에서 만들어진 흑인들의 종교인 부두교 여사제의 명칭이라 한다. 이 차차차가 서구세계에 알려지기 시작한 것은 1950년 이후로 댄스스포츠 10종목 중에서 가장 늦게 만들어진 춤이라 할 수 있다.

위와 같이 대부분의 라틴아메리칸 댄스들이 유럽에 전파되고 정형화되기 시작한 때가 1950년대에 들어오면서부터였다. 이는 그간 보수적 성향의 유럽 귀족들이 가지고 있는 문화적 차별화 속에서 제대로 받아들여지지 않았다는 의미도 된다. 삼바의 춤 형태가 배꼽을 접촉한다하여 죄악시하고, 아르헨티나 탱고의 선정성 때문에 악마의 춤으로 생각하는 유럽 귀족의 정서 속에서 처음부터 쉽게 수용할 수 없을 것이라는 것은 자명한 사실이다. 하지만 당시 점점 변해가는 부르주아적 향락 생활 속에서 점차 수용되어가고 이를 자신들의 문화적 정서에 맞게 새롭게 도출해나가려는 것이 그 당시의 정서였다고 할 수 있겠다.

사실 라틴아메리칸 댄스와 비슷한 형태의 느낌을 가지고 있는 "캉캉"의 경우 댄스를 통한 외설로 규정했다. 하지만 그것이 가지고 있는 선정성은 보이지 않는 선호의 대상이었던 것 같다.

> 캉캉에 대한 것입니다만 그와 유사한 말은 하나밖에 없습니다. — 그것은 광란입니다. 어느 학자가 각국에서 그 유래를 찾아보고는 캉캉이 흑인의 춤에서 나왔다고 주장했습니다. 그러나 그것은 틀린 이야기입니다. 흑인은 몸짓은 있습니다만 캉캉과 같은 댄스는 없습니다 … (후략)[12]

위를 정리하여 보면 라틴아메리칸 댄스는 초창기 유럽의 문화적 정서 속에서 볼룸댄스라 불리어온 모던 스탠다스 댄스와는 조금 다른 마치 댄스의 서자[庶子] 같은 형태로 수용되었다 할

12_ 에두아르트 폭스, 풍속의 역사(부르조아의 시대), 까치, 283-284쪽 재인용

수 있다. 하지만 문화적 정서의 변화에 따라 유럽의 사교계에 널리 퍼지면서 학술적 연구로 더욱 발전하게 된 것이다. 때문에 영국에서는 당시 옥외댄스였던 이 라틴 댄스를 실내 무도화하기 위하여 Walter Laird가 1961년 《라틴아메리칸 댄스의 기술》이라는 책을 냈고, 1971~1973년까지 ISTD에서 실내 무도화로 정착시켰던 것이다.

이러한 측면에서 보았을 때 라틴아메리칸 댄스는 볼룸댄스의 범주에서 벗어나 새롭게 정리된 인터네셔널 특징의 댄스스포츠로 규정해야 할 것이다.

5. 기능적 접근

댄스, 문학, 미술, 음악을 총칭하여 우리는 예술이라고 부른다. 헌[Hirn Yrjp]과 그로세[Grosse Ernest] 등이 주장한 예술에 대한 발생학적 기원설을 살펴보면 예술은 심미성이 아닌 실용성에서 출발하였다고 보고 있다. 헌의 저서인 《예술의 기원(*The Origin of Arts*)》를 보면 예술은 유희 이상의 어떤 것이라고 전제한 뒤에 다음과 같이 말하고 있다.

… 상략

가령 원시적이고 예술적인 목적 이외에 어떠한 다른 목적도 없는 것처럼 보이는 희곡이나 야만인의 무용도 실은 단순한 예술적인 소산이 아니고, 그들을 그것으로 일상생활에 사냥하는 행동, 가령 짐승을 활로 쏘아 넘어뜨리는 연습을 겸하여 하는 것이다.

그 춤의 동작은 그들이 사냥하는 짐승들의 동작이며, 그들의 춤은 실상 실제적 의미를 띠고 있다.[13-]

헌은 문화예술의 발생이 실제 생활과 관련되어 있고, 실용성에 의해서 비롯되었다고 주장하고 있다. 반면에 민요무용 Ballad Dance설을 주장한 몰튼Moulton, Richard Green의 견해는 헌의 주장과는 정반대의 양상을 띠고 있다. 그의 의견을 정리해 보면 어느 국가나 부족이든지 그 상고사上古史를 보면 제천의식과 음주무飮酒舞가 뒤섞인 발라드 댄스가 있었으니 고대희랍의 Dionysus 축제나 우리나라 상고사의 동맹 · 무천 · 영고 혹은 삼한의 제천의식은 곧 이러한 발라드 댄스였다는 것이며, 여기서 발라드 댄스는 실용적인 목적과 심미적인 예술충동의 두 가지에 의하여 이루어졌음을 밝혔다.[14-]

13- 金南石, 李基班, 문학개론, 교학연구사. 1983, 5쪽 재인용

상호 대립적인 논의를 보이고 있는 이 두 가지의 이론에서 공통점을 보이고 있는 것은 예술이 바로 자기표현에서 출발했다는 것이다. 그중 춤은 악기나 화구畵具, 혹은 문자 등의 도구를 사용하지 않은 원초적인 형태의 몸을 사용하여 자신을 표현하고 있다. 그리고 이러한 형태가 시간이 지나면서 사교적 기능, 스포츠적 기능, 미적 기능 등 다양한 용도로 분류되어 사용되어 왔던 것이다.

이러한 측면에서 앞서 서론 부분에서 전제로 삼았던 댄스스포츠의 원형인 17세기 사교댄스의 사교적 기능이 지금의 댄스스포츠에도 그대로 적용되고 있는지에 대하여 우리는 다시 한 번 생각해 보아야 한다. 왜냐하면 단순하게 명칭의 변이로 이루어졌다면 17세기의 사교적 기능이 지금의 댄스스포츠에도 그대로 접목되어 있어야 한다. 왜냐하면 현대에 들어와서 과거 사교댄스의 형태가 스포츠적인 요소를 강조한 댄스스포츠로 바뀌었다고 해도 그 속성 자체는 어느 정도 남아있어야 만이 상호연계성을 둘 수 있기 때문이다.

사교적인 목적을 위해서 댄스를 할 경우 몇 가지 원칙들이 있다. 그 첫 번째가 바로 단순한 휘겨의 구성이다. 사교란 서로 모르는 사람들끼리 만나는 사귐을 의미한다. 때문에 춤을

14_ 金南石 · 李基班, 앞의 책, 8~9쪽

출 경우 전혀 모르는 사람들과 춤을 추는 경우가 있다. 그런데 서로 알고 있는 같은 춤을 복잡한 휘겨의 구성으로 인하여 제대로 출 수 없다면 그 춤은 사교적 기능이 떨어진다고 할 수밖에 없다. 그렇다고 복잡한 댄스의 휘겨를 맞추기 위하여 리더가 펠로우에게 다음 동작에 대하여 일일이 말로 설명할 수도 없는 노릇이다. 때문에 전혀 모르는 사람과 춤을 추기 위해서는 리더가 주는 텐션을 펠로우가 쉽게 이해할 수 있도록 휘겨의 수가 적어야 하며 또한 단순해야 하는 것이다.

그런데 댄스스포츠의 경우 각 종목마다 휘겨의 숫자가 최소한 40개 넘는 아주 복잡한 구조로 되어 있고, 이것을 습득하여 제대로 구사하기까지는 적지 않은 시간이 소요된다. 또한 비슷한 유형의 동작이 많아서 리더가 제대로 텐션을 구사할 수도 없다. 게다가 경기용 루틴들은 함께 연습한 파트너 이외에는 알지도 못하는 것들이 대부분이다. 이러한 측면을 감안하였을 때, 결국 댄스스포츠는 사교적인 기능보다는 연습의 성격과 표현의 성격이 강한 스포츠적인 댄스라는 결론에 도달하게 된다.

이러한 관점에서 볼 때 전주지역 여고·여대·주부들을 대상으로 댄스스포츠에 대한 관심도를 조사했던 노다지의 논문은 현대인이 생각하고 댄스스포츠에 대한 성격 규정을 어느 정도 밝혀주고 있다. 물론 지역 차이나 문화적 정서가 다소 차이가 난다는 점에서는 전체 댄스스포츠인의 의식을 대변하는 완벽한 조사라고 할 수는 없지만 많은 부분에서 참고할 수 있는 자료라고 여겨진다. 노다지의 설문조사는 우선 여고, 여대, 주부를 대상으로 각각 100명씩 총 300명을 무작위로 추출하여 설문지를 통한 자기평가 기입법으로 조사를 하였다. 이중 회수된 292명을 대상으로 모두 33문항에 대하여 질문을 하였는데, 여기서 나타난 댄스스포츠의 스포츠성과 예술성에 대한 관심도를 살펴보면, 여고의 경우 스포츠의 성격이 강하다고 답한 사람이 50명[51%]으로 나타났고, 무용적 성격이 강하다는 의견이 46명[47%]으로 상호 비슷하게 나타났다. 그러나 여대와 주부의 경우 스포츠 성격이 각각 72명[75%]과 76명[75%]으로 무용적 성격의 24명[25%], 18명[18%]보다 압도적으로 많이 나타났다. 이 같은 결과를 감안하였을 때, 댄스스포츠를 즐기는 사람들 상당수가 사교적인 기능이나 자기 표현적인 기능보다는 에어로빅과 비슷한 양상의 운동으로 생각하고 즐기고 있다는 것을 추론할 수 있다.

6. 결론

본고에서는 기존의 같은 연계선상에서 이해되어왔던 사교댄스 → 볼룸댄스 → 댄스스포츠의 상관관계에 대한 비판적 논점에서 출발하여 문화적 관계, 역사적 관계 그리고 기능적 관계 측면에서 고찰하여 보았다. 위에서 논의한 결과를 살펴보면 현재의 댄스스포츠가 17세기 사교를 목적으로 궁중에서 추던 춤과는 전혀 다른 성격을 지니고 있음을 알 수 있었다. 이는 단순히 댄스의 효용적인 가치가 사교적인 형태에서 스포츠적 형태로 바뀐 것이 아니라 춤의 종류 또한 새롭게 바뀌어 있음을 알 수 있는 것이다. 아울러 볼룸댄스라고 불리우며 귀족의 향유 문화로 즐겼던 댄스는 댄스스포츠 중의 한 갈래인 모던스탠다드 댄스를 의미하는 것이다. 따라서 지금까지 다루었던 각종 논문에서 사교댄스와 볼룸댄스 그리고 댄스스포츠를 같은 맥락에서 다루었던 것을 명확한 준거 속에서 다시금 논의해야 한다.

댄스스포츠는 스포츠적인 요소가 강한 춤으로 사교적인 의미로 보기에는 루틴이나 휘겨가 복잡하고 화려하다. 그리고 초보자가 추기에는 파트너간에 주고받는 감각적인 텐션이 복잡한 편이다. 때문에 현재 쉽게 익히고 재미있게 출 수 있는 사교적인 형태의 몇몇의 소셜댄스와는 차별화될 수밖에 없는 것이다. 이런 측면에서 볼 때 댄스스포츠는 과거 볼룸댄스에서 명칭이 변경되어 나타난 것이 아닌 과거의 성격을 이어받아 새롭게 탄생한 새로운 개념의 춤으로 보아야 할 것이다.

제 3장

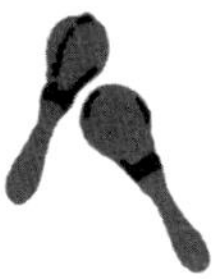

댄스스포츠의 청소년 교육방향

1. 서론

댄스스포츠라는 명칭은 댄스와 스포츠를 합성한 복합어로서 과거 볼룸댄스로 불리어오다가 IDSF가 1995년에 IOC에 가입하면서 새롭게 명명된 것으로 댄스가 가지고 있는 예술적 요소와 스포츠적 요소가 모두 내재되어있다고 분석되었기 때문에 붙여진 이름이다. 아울러 신나는 음악과 함께 춤을 추는 것이기 때문에 유희적 요소도 다분히 들어있다고 할 수 있다. 때문에 대중화와 정보화로 대표되는 오늘날의 사회에서 댄스스포츠가 대중의 스포츠로 거듭나게 된 것은 어쩌면 당연한 이치라고 할 수 있다.

근대까지 이루어졌던 노동 집약적인 산업사회에서 벗어나 자동화와 기계화로 인한 대량 생산 체제가 구축되면서 사람들

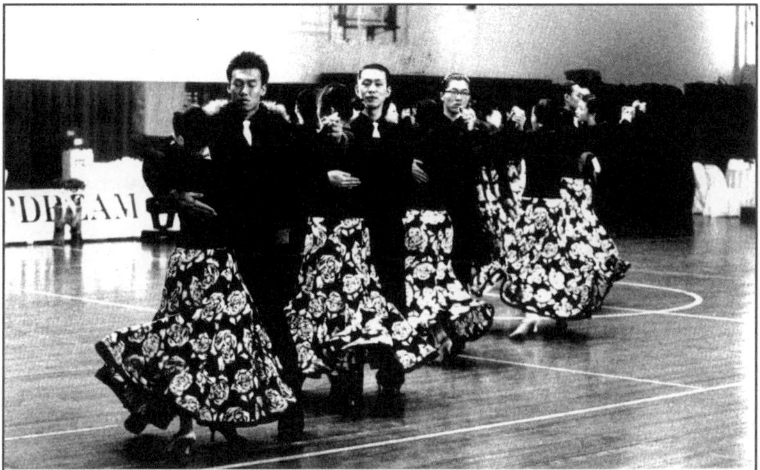

댄스스포츠에서 가장 중요한 교육은 상대방을 배려하고 함께 호흡하는 조화를 가르치는 것이다.

은 여가를 즐기며 건강을 생각하는 대중적 스포츠를 찾기 시작했다. 이러한 이유로 1988년 서울올림픽 이후 우리나라에도 급격하게 많은 대중 스포츠들이 대두되었고, 1990년 중반 이후에 나타난 댄스스포츠도 그 중 하나이며, 현재에는 대단히 활성화되고 있는 실정이다.

하지만 댄스스포츠 수요자의 급격한 증가에 비하여 이를 뒷받침해 줄 수 있는 자료와 지도자들이 부족한 것이 우리들의 현실이다. 특히 각종 지도서의 경우 국내에서 출간된 대부분의 교재가 외국의 것을 그대로 옮긴 것들이어서 청소년 교육에 필요한 교재 개발이 시급한 실정이며, 지도자의 경우에도 댄스스포츠가 추구하고자 하는 올바른 정신을 깨닫지 못한 채 동작을 가르치기에 급급하여 많은 논란을 빚고 있기도 하다. 때문에 댄스스포츠의 부작용에 대하여 거론을 하는 사례가 빈번하게 나타나게 되었고, 아울러 각종 댄스스포츠 관련 연수회가 폐강되는 사례도 일어나기 시작했다.

그래서 본장에서는 댄스스포츠의 올바른 이해와 보급을 위하여 청소년수련원에서의 댄스스포츠에 대한 의미를 살펴보고 이를 바탕으로 댄스스포츠 지도자들의 지도 방침에 대한 방향성과 아울러 지도 교재에 대한 보완점을 제시하고자 한다.

2. 방과 후 과목으로의 댄스스포츠

산업사회의 발달과 사회적 인식의 변화에 따라 여성의 취업이 증가함에 따라 자기보호 아동Self-care child, 혹은 열쇠 아동latchkey child이 급격하게 증가하게 되었다. 이는 부모가 집으로 돌아오기 전 최소 2시간 정도 혼자 있게 되는 아동 혹은 청소년을 말하는 것으로 성인의 보호 없이 지내는 경우 매우 높은 사고 발생의 위험을 안고 있다. 이들 중 학령기 아동의 경우 발달상의 왕성한 신체적 활동과 높은 호기심으로 위험한 장난을 치거나, 유괴, 성폭행 등의 사건으로 신체적 · 정서적 상처를 입을 가능성이 높으며, 유해한 환경을 여과 없이 받아들이는 부정적 행동 유형을 학습하게 될 수도 있으며, 또한, 보호를 받는 아동에 비하여 외로움과 지루함을 더 느끼며, 격리감과 불안감도 더 크게 나타난다(Halpern, 1992)고 한다.

때문에 학교 수업이 끝나고 난 뒤 일어나는 방과 후 학교나 청소년수련시설에서의 수련거리의 역할은 청소년을 보호하는 측면과 새로운 정서함양의 측면에서 나름대로 매우 중요한 의미를 갖는다고 볼 수 있다.

1997년에 제정한 제7차 교육과정의 주요내용을 살펴보면 "21세기 세계화 · 정보화 시대를 주도하며 살아갈 자율적이고 창의적인 한국인을 육성하기 위하여 다음과 같은 성격을 지닌 교육과정으로 마련되었다"라고 서술하였다.

(1) 국가 수준의 공통성과 함께 지역, 학교 개인 수준의 다양성을 추구하는 교육과정
(2) 자율성과 창의성을 신장하기 위한 학생 중심 교육과정
(3) 교육부, 교육청, 학교, 교원, 학부모, 학생이 함께 실현해 가는 교육과정
(4) 학교 교육 체제를 교육 중심으로 개선하기 위한 교육

과정

(5) 교육의 과정과 결과의 질적 수준을 유지, 관리하기 위한 교육과정

———————————한국교육과정 평가원,
제7차 교육과정에 다른 성취기준과 평가기준 개발 연구

이러한 교육방침은 과거 주입식교육에서 벗어나 선진교육에 진입하기 위한 창의성과 자율성을 강조한 것으로 인식된다. 이러한 측면에서 볼 때 방과 후 학교 또는 청소년수련시설에서 운영하는 특별활동 및 수련거리의 새로운 개발은 제7차 교육과정의 취지에 부응할 수 있는 요소로서 의미를 지닌다고 하겠다.

어린이가 학교에 입학하게 되면 집단이 형성되고 지적발달도 향상됨에 따라 특별활동이 더욱 다양해지고 여가의 형태도 변한다는 측면에서 어린이 및 청소년들의 여가선용은 정서교육과 건전한 놀이의 발전을 위해서 매우 중요한 의미를 갖는다고 본다. 특히, 오늘날 일탈행위와 폭력이 만연한 사회에서 학교라고 그 피해를 벗어날 수는 없다. 때문에 방과 후 학교 또는 청소년수련시설에서 운영되는 특별활동 과목이나 청소년 수련거리로써 댄스스포츠가 가지고 있는 효과는 크다고 할 수

있다.

왜냐하면 댄스스포츠는 스포츠의 과학적 요소와 미적인 아름다움을 함께 갖추어 균형 잡힌 몸매와 건강한 신체를 유지시켜 주며, 남녀노소 누구나 즐거운 마음으로 쉽게 배울 수 있는 대중적인 요소가 내재되어 있으며, 댄스스포츠를 학습하면서 자연스럽게 익히게 되는 각종 예절 및 인간존중의 사고는 이 사회를 보다 밝게 해주는 역할을 하기 때문이다.

그럼에도 불구하고 오늘날 댄스스포츠가 특별활동 과목에서 다소 회의적인 반응을 보이고 있는 것은 다음과 같다.

첫째, 보수적 성향으로 문화적 차이에서 오는 괴리감을 들 수 있다. 댄스스포츠 종목 중 라틴아메리칸 댄스의 경우 선수가 입는 노출이 심한 복장과 짙은 화장은 과거 학교에서는 절대적으로 금기시하였던 사항이었다. 이러한 규정이 댄스스포츠라는 종목 아래 묵인될 수 있다는 자체에 대하여 심한 반발감을 갖게 되는 것은 어쩌면 당연한 결과라 할 수 있다.

둘째, 댄스스포츠를 배우는 학생들의 우월 의식이다. 댄스 선수층이 얇은 우리나라의 현실에서 어느 정도 댄스를 배우고 나면 대부분의 학생들은 대회에 출전하기를 원하고 또 시합에 나간다. 그렇게 무대에 오른 학생들은 대부분 학교에서 다른 학생들과 융화하기를 싫어하며 그들 나름대로 특권 의식을 가지려 한다는 것이다.

결국 사회 속에서 하나의 일원임을 인식하게 히고 창의력과 예절을 함양시킬 수 있는 댄스스포츠 과목이 잘못된 인식으로 인하여 오해를 받게 된 것이다. 때문에 올바른 댄스스포츠 보급을 위해서는 무엇보다도 댄스스포츠에 대한 근본적인 인식 단계부터 재조명할 필요가 있는 것이다.

3. 일반댄스와 댄스스포츠의 변별력

1) 스포츠적 요소

댄스스포츠를 일반적으로 평가함에 있어 가장 우선적으로 제시하고 있는 것이 바로 스포츠적 요소에 관한 것이다. 댄스스포츠가 지니고 있는 스포츠적 특성과 그에 대한 부가 효과에 대하여 대략 다음과 같은 요소들을 들 수 있다.

첫째, 바른 자세를 취할 수 있어 신체의 기능을 효율적으로 이용할 수 있다.

둘째, 워킹을 통한 운동으로 혈압을 낮출 수 있다.

셋째, 유산소운동이기 때문에 비만을 해소할 수 있다.

넷째, 스트레스 해소를 통하여 콜레스테롤을 조절할 수 있으며 정신적인 피로를 해소할 수 있다.

다섯째, 치매 예방에 도움을 준다.

여섯째, 골다공증을 막을 수 있다.

이러한 요소들은 대부분 댄스의 기본이라고 할 수 있는 스텝 즉, 워킹 혹은 런닝에 의하여 이루어지는 것들이다. 또한 정신적인 스트레스 해소를 위한 유희적인 측면도 모든 댄스에 적용되는 공통사항들이다. 결국 위에서 제시한 모든 요소들은 댄스스포츠가 아닌 일반적인 댄스에서도 취할 수 있는 사항들이며 이 경우 댄스스포츠와 일반댄스 간에 변별력은 없다고 보아도 좋을 것이다.

그럼에도 불구하고 ISTD에서 다른 여러 나라의 민속춤 중에서 룸바, 차차차, 삼바, 파소도블레, 자이브, 왈츠, 탱고, 퀵스텝, 슬로우 폭스트롯, 비엔나 왈츠 등 10종목 댄스들만을 모아서 댄스스포츠라고 명명한 것은 무엇일까? 그것은 바로 위의 10종목 댄스에는 다른 댄스에는 없는 운동의 가장 기본적인 요소인 스트레칭과 이완이 있다는 것이다.

라틴아메리칸 댄스의 하나인 룸바의 경우 4/4박자이지만 스텝은 3보로 이루어져 있다. 그중 카운트 4와 1은 스트레칭과 이완이 이루어지는 동작으로 룸바의 특징을 이루는 가장 큰 요소이다. 이러한 스트레칭과 이완은 라틴아메리칸 댄스 이외에도 모던 댄스의 경우 스텝과 스웨이를 통하여 이루어진다.

스트레칭은 유연체조의 일종으로 근육의 질을 유지시키고 향상시키며 유연성을 높이는 효과를 가지고 있다. 인간의 근육은 항상 동적 평형상태를 유지하기 위해 신진 대사를 반복하고 있다. 그러나 외부로부터의 적절한 자극이 없으면 능력이 저하되어 근육은 자연적으로 수축되어 탄력을 잃고 굳어 버린다. 오랜 시간 같은 자세로 일하여 근육이 긴장되거나 운동으로 근육을 격렬하게 사용하는 경우도 마찬가지로 근육이 수축되어 단단하게 굳어진다.

그러나 좋은 상태의 근육은 편안한 상태의 근육을 말하고 언제 어떤 자극이 주어져도 금새 반응하여 수축할 수 있는 탄력성 있는 근육을 말한다. 스트레칭은 근육을 이완시켜 적절한 자극을 통해 신진대사를 활발하게 만듦으로써 근육의 탄성을 높여준다. 이와 같이 스트레칭은 현재 근육의 질을 유지하는 것은 물론 향상시키는 역할을 한다. 아울러 신체의 유연성을 높이는 효과도 있다.

유연성은 신체의 부드러운 관절 운동의 가능 범위(관절이 움직일 수 있는 범위)의 크기나 근육 자체의 탄성 정도를 나타내는 체력 인자를 말한다. 관절에 붙어있는 근육이나 인대 등의 결합조직을 펴는 것이 힘들어지면 관절의 가동범위가 작아진 것이다. 다시 말해서 유연성이 낮다는 것이다. 이때 스트레칭을 통해 관절에 접하고 있는 근육을 펴주면 유연성이 높아진다.

유연한 몸은 다양한 동작을 부드럽게 해줌으로써 신체의 부담을 줄여준다. 또한 질 좋은 근육은 충격을 받거나 긴장 상태에서도 본래 상태로 돌아가려는 힘이 강하므로 부상을 방지하거나 최소화하는데 도움을 준다. 결국, 스트레칭은 건강한 신체를 만드는데 커다란 효과가 있다고 할 수 있을 것이다. 아울러, 상쾌함을 느낄 수 있도록 근육을 펴주는 것은 정신적 스트레스 해소에도 효과적이다. 그리고 평소보다 심하게 근육을 사용하거나 유연함이 필요한 운동을 할 때 스트레칭은 특히 중요하며 그 효과도 크다.

이처럼 기초운동에 있어 스트레칭은 매우 중요한 요소로 작용하고 있으며 댄스스포츠에서 그 효과를 볼 수 있는 것이다. 이러한 댄스스포츠의 스트레칭과 이완 효과는 타 댄스에서는 찾아볼 수 없는 변별적인 것으로 최근 젊은이들에게 선풍적인 인기를 끌고 있는 살사를 댄스스포츠 선수들이 기피하는 이유가 바로 이것에 있는 것이다.

2) 솔로 댄스와 커플 댄스

댄스스포츠가 가지고 있는 가장 큰 특징 중의 하나가 바로 커플댄스라는 것이다. 커플댄스는 혼자 추는 솔로 댄스와는 달리 파트너와 함께 하기 때문에 조화를 중요하게 생각한다. 조화는 자신과 파트너가 함께 만들어가야 하는 완벽함을 의미한다. 상대방의 실력에 관계없이 조화를 이루지 못하면 아무리 세상에서 가장 잘 추는 댄서라고 할지라도 완벽한 춤을 추었다고 할 수는 없는 것이다.

이러한 조화는 양보와 배려에서 출발한다. 아무리 자신의 기량이 뛰어나다 해도 파트너가 그 수준에 이르지 못하면 실력을 낮추어야 한다. 다시 말해서 자신의 실력이 80%의 기량을 갖추었고, 파트너가 30% 정도의 실력을 갖추었다면 80%의 실력을 갖춘 사람이 30%로 낮추어야 한다. 그렇지 않으면 부조화로 인하여 댄스의 리듬은 깨지게 된다. 커플댄스에서 상대방과 눈높이를 맞춘다는 것은 양보와 배려 없이는 불가능한 것이다.

이러한 측면이 커플댄스인 댄스스포츠가 솔로댄스와 확연하게 구분되는 변별성이며 댄스스포츠가 지향하고자 하는 정신적 세계인 것이다.

4. 청소년지도자의 활동 지향점

한국인의 정서 속에는 과정보다는 결과를 중요하게 생각하는 경향이 있다. 이를 조선일보에 칼럼을 쓰는 이규태 선생은 점과 선의 지향점이라는 논리로 설명한 바 있다. 이러한 경향은 비단 사회적 정서뿐만 아니라 우리의 교육에도 이미 걷잡을 수 없을 정도로 팽배되어 있다. 때문에 댄스스포츠에도 이러한 경향은 예외 없이 두드러지게 나타나고 있다.

방과 후 특별과목으로 시작된 댄스스포츠는 종전에 가지고 있던 유희적인 성격이 멀어지고 점차적으로 상호실력의 우위를 겨루는 시합으로 변모해 나갔다. 다시 말해서 댄스스포츠가 대중교육에서 엘리트 교육으로 변질되게 되는 것이다. 이렇게 변모된 댄스스포츠의 성향은 우리나라 엘리트 스포츠 교육이 늘 그렇게 하듯이 개인의 기초적인 실력을 기르는데 우선하기보다는 대회장에서 거둔 성적을 가지고 평가하기 시작하면서 마구잡이로 선수 양산에만 치중한다.

결국 기초 체력과 기초 동작을 중점적으로 배워야할 시기에 어린 학생들은 외국 대회에서는 허용하지도 않는 바리에이션을 사용하게 되고, 대회장에서는 이러한 학생을 탈락시키기는 커녕 일반 베이직으로 춤을 추는 학생에 비해 높은 점수를 주어 입상하게 한다. 기초부터 제대로 배운 학생들은 등위에도 들지 못하는 패배감으로 베이직 루틴만으로 춤을 추게 한 자신의 스승을 비하하고 차츰 댄스스포츠를 싫어하기 시작하면서 대부분 중도에서 포기한다. 바리에이션을 통하여 입상한 학생들에게 많은 사람들이 처음에는 춤의 신동이니 혹은 천재니 하면서 극찬을 아끼지 않는다. 하지만 해가 가면서 대회에 참석할 때마다 기초의 부족함에서 오는 한계성 때문에 등위에서 뒤쳐지기 시작하고 과거의 영광에서 멀어지기 시작하면 자신의 한계에 대한 좌절과 실망이 커져 그 학생들도 댄스스포츠를 포기하게 된다. 실제로 과거에 출전했던 어린이들이 청소년이 되거나 성인이 되어서까지 출전하는 경우가 극히 드문 것이 바로 우리나라 댄스스포츠계의 현실이다.

외국의 경우 댄스스포츠는 생활의 일부분으로 자리잡혀 있어 대부분의 어린 학생들은 생활 속에서 댄스를 배우며 그 안에서 예절과 사회성을 배운다. 아울러 조금 더 난이도 있는 댄스를 배우려는 학생은 우선적으로 댄스의 기초가 되는 발레 실력과 체력을 기르는데 중점을 두고 있다. 이 때문에 초·중·고등학생 시절에는 그리 높은 기량을 보이지 않던 학생들이 후에 성장을 하면 그 기량이 한층 높아지게 되고 자신들의 노력 여하에 따라 세계적인 선수까지 발돋움하게 되는 것이다.

그러나 우리의 현실은 그렇지 않다. 대부분의 지도자들은 어린 학생들에게 댄스스포츠가 가지고 있는 정신을 가르치기보다는 남을 이길 수 있는 기술을 먼저 가르치려고 하고 있으며 다른 학생들과 함께 융화할 수 있는 공동체 의식을 길러주기보다는 다른 학생을 밟고 일어서려는 생각을 먼저 가르치고 있다. 또한 기초보다는 화려한 기술만을 가르쳐 처음부터 사상누각의 선수로 전락하게 만들어버리고 있다. 결국, 댄스를 배우는 과정보다 결과를 중요하게 생각하는 우리의 사고로 인하여 멀지 않은 미래에 한국을 대표하는 선수로 육성될 수 있는 어린 꿈나무들을 조기에 좌절로 빠뜨리는 잘못을 범하고 있다. 물론 이러한 고질적인 병폐가 만연할 수밖에 없는 바탕에는 자신의 자녀가 대기만성하기보다는 당장 남에게 처지지 않고 제일 앞에 서기를 바라는 부모들의 잘못된 교육관이 뿌리 깊게 자리 잡고 있기 때문이다.

어느 정도 영리를 취해야만 생존이 가능한 자본주의사회에서 교육 사업 분야의 절대적인 고객은 바로 학부모이다. 학부모의 선택이 교육사업자들의 생존을 좌우하기 때문에 소비자의 욕구를 채워주지 못할 경우 지도자는 실력에 관계없이 무능한 지도자로 전락할 수밖에 없고, 무능하다는 것은 곧 대다수의 수강생을 잃어버리는 결과를 초래하기 때문에 학부모가 원하는 타입에 맞추어서 교육할 수밖에 없는 것이다.

이러한 측면에서 본다면 지금 우리의 댄스스포츠는 기능 이선에 먼저 무엇이 진정한 교육인가를 학부모와 수강생들에게 설명해야 하며, 이를 바탕으로 교육을 실시해야 한다. 아울러 대회장에서 우수한 학생을 선발하는 기준도 엄격하게 적용시켜 기초가 튼튼하고 장래성이 있는 인재가 선발될 수 있도록 제도화해야 한다.

어린 학생들을 가르치는 교사들은 우선적으로 댄스가 가지고 있는 기본적 정신을 가르쳐야 한다. 상대방을 배려하는 마음가짐과 이성을 존중하는 자세 그리고 더불어 살아가는 사회인식 등을 댄스스포츠를 통하여 먼저 가르치고, 이어서 계단식 습득과정을 통하여 기초적인 자세 하나하나를 단계적으로 가르쳐야 한다.

5. 교재 개발의 방향

현재 국내에 나와 있는 대부분의 교재는 ISTD에서 발간한 도법이나 외국의 서적을 번역한 수준에 머물러 있다. 게다가 댄스스포츠의 양대 기구인 ISTD와 IDTA에서 발간한 도법의

레벨이 서로 틀려서 댄스스포츠를 배우는 사람들에게 많은 혼동을 주고 있다. 이러한 교재들은 대부분 스텝 하나하나에 대한 설명에만 국한되어 실제로 청소년을 지도하기 위한 전문지도자들까지도 이 이상의 단계에 대하여는 설명할 수 없는 것이 현 실정이다.

따라서 우리나라 청소년의 댄스스포츠 교육을 위한 새로운 교재 개발이 우선적으로 선행되어야 함은 주지의 사실이다. 새로운 교재 개발을 하기 위해 사전에 댄스스포츠가 가지고 있는 몇 가지 문제점을 제시하고자 한다.

첫째, 댄스스포츠의 공통된 루틴이 없다.

댄스스포츠는 각 댄스마다 공통된 휘겨는 있지만 이를 종합해서 하나의 춤으로 엮어내는 루틴은 가르치는 사람에 따라서 제각각 다르다. 때문에 춤을 배운지 얼마 되지 않는 초급자의 경우 함께 춤을 배우지 않았던 사람과는 전혀 춤을 출 수가 없는 문제점이 있다. 이러한 이유로 초급자도 쉽게 춤을 출 수 있는 공통된 루틴의 개발이 시급하다 하겠다.

둘째, 댄스의 정확한 자세에 대한 설명이 없다.

댄스의 발을 옮기는 방법은 설명되어 있으나 정확한 자세를 취하는 방법은 나와 있지 않다. 때문에 가르치는 사람의 추측을 통하여 만들어진 동작을 가지고 서로 각논을 주장하는 경우가 비일비재하다. 아울러 리더의 경우 펠로우를 리드하는 텐션에 대한 구체적인 언급을 한 교재가 전무하기 때문에 오랜 기간 동안 댄스를 배운 사람도 댄스파티에 나가서 함께 배우지 않은 사람과 춤을 추기를 꺼려하는 경향이 있다.

셋째, 댄스의 예절에 대한 구체적인 설명이 없다.

앞서 논의하였듯이 댄스의 예절은 휘겨 동작을 배우는 것보다 중요하다. 그러나 대부분의 교재에는 이에 대한 언급을 매우 가볍게 다루어 중요도가 떨어지는 인상을 남겨주고 있다.

이러한 문제점을 고쳐나가기 위해서는 우선적으로 일선에서 댄스스포츠를 가르치는 지도자와 학교 교사들이 모여서 댄스스포츠 교재 발간을 위한 위원회를 만들 필요가 있다. 그리고 각 종목에 대하여 구체적으로 하나하나씩 논의와 합의를 통하여 만들어 나갈 필요가 있다. 이 같은 이유는 현재 한국댄스스포츠의 단체들이 저마다 대표성을 강조하여 다른 단체의 제시 안을 무시하는 경향이 짙기 때문이다. 그러나 여러 단체의 대표들이 함께 모여서 교재를 만들 경우 그것에 대하여는 상호존중과 모든 단체가 그 교재를 중심으로 수업을 전개할 수 있다. 댄스스포츠의 공통된 교재의 개발은 향후 댄스스포츠가 대중적인 스포츠로 계속 자리 매김할 수 있는 가에 대한 구체적인 가늠자가 될 수 있기에 무엇보다 시급하다.

6. 결론

본고에서는 청소년에게 댄스스포츠를 지도함에 있어 댄스스포츠 교사 및 지도자가 인식하여야 할 몇 가지 문제점 및 대안을 제시하여 보았다. 먼저, 현재 방과 후 특별활동이나 청소년수련시설의 수련활동으로써 댄스스포츠가 가지고 있는 문제점 및 그 대안 점을 제시하여 보았는데 가장 중요한 것은 그간 보수적인 성향을 지닌 지도자들이 가지고 있는 댄스스포츠에 대한 인식의 제고를 위하여 노력해야 한다는 것이다. 그리고 두 번째로는 왜 댄스스포츠가 청소년수련시설에서 수련거리로 꼭 필요한 것인지에 대하여 논하여 보았다. 댄스스포츠가 스포츠적인 요소에서 다른 댄스와 변별성을 갖는 중요한 요소로 운동의 가장 기본적인 요소인 스트레칭과 이완을 제시하였으며, 정신적인 측면으로는 솔로댄싱과 변별력을 갖는 상호배려 정신을 논하여 보았다.

세 번째로는 지도자의 교육 지향점으로 실적과 결과 위주의 교육이 아닌 과정 중심의 교육이 이루어져야 한다는 것을 제시하여 보았다. 네 번째로는 우리나라 댄스스포츠 교재에 대한 문제점을 제시하면서 나름대로 교재를 만들어나가는 방법에 대하여 제시를 하였다. 마지막으로 이번에 개발한 교재를 전체적으로 검토해 보면 청소년수련시설에서 전문 댄스스포츠의 교재가 개발되었다는데 큰 의미를 둘 수 있다. 또한, 이 교재 방향성에 있어서는 엘리트선수 양성보다는 생활스포츠로써 평생스포츠로 연계될 수 있는 바람직한 방향이 제시되고 있다. 구성면에 있어서는 청소년수련시설의 지도자들이 쉽게 운영할 수 있게 구성되었다는 장점을 가지고 있다. 그러나 대상별 종목은 적절하게 선택하였지만 내용에 있어서는 초보들이 소화해 내기에는 동작이 어려운 경향을 보이고 있기 때문에 이를 보완한다면 더 없는 교재가 되리라고 생각한다.

제2부

댄스스포츠 문화의 원류

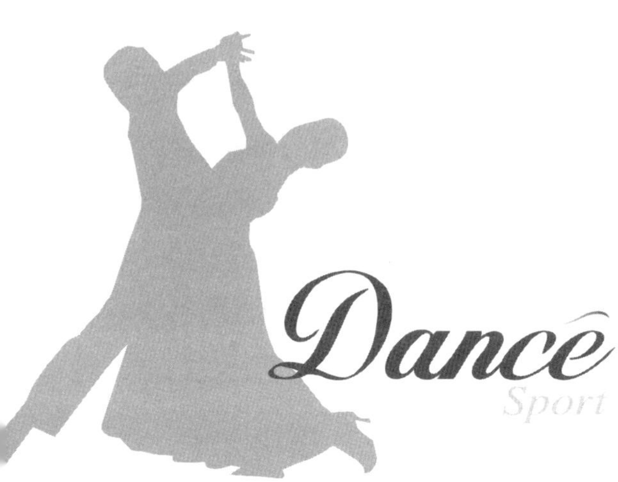

제 4 장

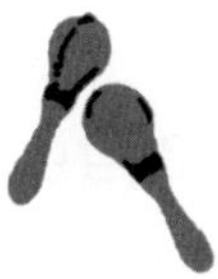

라틴아메리칸 댄스와 모던스탠다드 댄스

우리가 배우고 즐기고 있는 댄스스포츠는 본래 여러 나라의 민속댄스에 근간을 두고 있다. 독일의 왈츠, 아르헨티나의 탱고, 미국의 자이브, 슬로우폭스트롯, 퀵스텝, 스페인의 파소도블레, 쿠바의 룸바, 차차차, 브라질의 삼바 등 각 나라에서 즐겨왔던 춤을 영국에서 받아들여 나름대로 정리하고 새롭게 도법을 완성시켜 만든 것이 오늘날 우리가 알고 있는 댄스스포츠인 것이다.

이러한 일반론 이외에도 댄스스포츠 발생에 대한 견해를 연구자들마다 제시하였는데 전체적으로 대동소이한 편이다.

전선혜는 댄스스포츠의 출발을 포크댄스로 보았다.

> 중세 헤브라이즘에 입각한 금욕주의와 육체적 억압에 대한 반항과 자연으로 회귀하려는 인간 본능의 발로로서 농민들이 민

요에 의하여 유럽의 농촌에서 자연스럽게 발생한 춤이 민속무용Folk Dance라고 밝혔다. 12~13세기경에 이르러 귀족계급이 형성되었고 차츰 전쟁보다는 사교와 향연을 즐기게 되면서 이를 위한 새로운 형태의 춤들이 만들어졌다. 이렇게 만들어진 춤은 남녀가 한 쌍을 이루고, 서로 멀어졌다 가까워졌다 하면서 반복하는 형식의 춤이었다. 이와 같은 중세의 궁중 무도회에서 추어지는 춤을 궁정무용Court Dance라 하였다. 루이14세는 왕실의 직속 기관인 "발레 아카데미"란 무용 연구기관을 설치하여 유럽 각국의 민속무용을 궁정무용으로 활용할 수 있도록 개량 발전시킨 것이 초기 댄스스포츠의 기원이 된 것이다.

실버스터는 발생시기를 18세기 사교댄스로 보았다.

특권계층의 전유물처럼 여겨졌던 궁정무용이 18세기에서 19세기에 걸쳐 일반화되고 대중화되면서, 오늘날과 같은 남녀 1조가 어울려 추는 춤의 형태로 발전하였음을 주장하면서 19세기 올드타임Old Time이 주류를 이루었으나 19세기 이후 민속음악의 요소가 크게 가미된 댄스음악의 발달과 함께 각종 사교댄스로 발전하여 갔으며 영국에서는 이러한 새로운 유행의 댄스를 올드타임과 구별하여 모던댄스라고 부르게 된 것이다.

배소심은 무용교사들의 초점에 맞추어서 댄스스포츠의 발생에 대하여 설명했다.

중세 이후 육체적 억압에서 해방되고 인간의 자연적인 모습을 찾으려는 문예부흥기를 거치면서 여러 형태의 춤들이 나타났다. 1500년 초부터 귀족들은 무용교사를 가정으로 초빙하여 자신과 자녀 등의 무용을 지도하는 일을 담당하도록 하였다. 무용교사는 예의범절이 올바른 사람으로서 귀족에게는 교육의 지표로 존경과 신뢰를 받았다. 무용교사는 자신의 명예를 위하여 새로운 궁정무용을 만들고, 춤의 방법과 내용, 올바른 스텝과 자세, 그리고 각 춤의 동작을 해설한 책 등을 출판하여 춤의 이론적 기틀을 마련했다. 이와 같은 중세의 궁정무용은 귀족들의 건강과 체력을 위한 신체 활동이었으며 품위 있는 사교활동으로서 근대까지 계속된 예절교육과 사교의 수단으로 사용된 춤으로서 고전적인 형태의 교육무용 또는 생활체육에 속하는 초기의 댄스스포츠이다.

한편 미국에서는 유럽에서 이주하여 정착한 사람들이 생활이 안정되기 시작한 1800년경부터 사교춤이 크게 유행하게 되었다. 도시에서는 무용교사가 무용 정규반을 가르쳤고, 상류층은 가정에서 예절과 사교춤을 전담하여 지도하는 무용교사가 있었다.

여러 모임의 결정은 사교춤이었고 춤은 가장 인기있는 오락 중에 하나였으며 많은 사람들이 춤에 매료되었다. 이때 춘 사교춤의 종류는 버지니아 릴, 컨트리 지그, 쉐이크 다운즈 등이 있었다.

1830년대에는 유렵에서 왈츠와 폴카가 유행하고 이것이 바로 미국에 수입되었다. 또한 입장료를 받는 무도회장이 여러 곳에 세워졌다. 대부분의 단체에서는 경기적으로 무용행사를 열었고 언제나 등장하는 프로그램은 ‘왈츠’, ‘폴카’, ‘카드릴’, ‘요크’, ‘포트랜드’, ‘팬시’, ‘칼래도니아’, ‘버지니아 릴’ 등이었다. 춤은 점점 호화스럽고 대규모화 되어 갔다. 1985년 Allen Dadworth는 사교춤 교재를 출판하였는데, 여기에는 스텝과 도표를 곁들인 춤의 체제와 개요가 음악과 함께 상세하고 명확하게 설명되어 있다.

Ellfeldt는 댄스와 유럽의 문화 혹은 혁명의 상관관계를 가지고 댄스스포츠를 설명하였다.

15세기를 전후하여 생겨난 오늘날과 같은 형태의 사교춤은 민속무용에 그 뿌리를 두고 발전되었으며, 이렇게 발전된 사교춤은 17세기부터 유럽의 궁중 무도회에서 사교를 목적으로 남녀가 서로 원형을 이루고 파트너를 바꾸어 추는 춤의 형식으로 발달하여 시작하였다. 15세기에서 19세기까지는 유래나 기원을 밝힐 수 없는 많은 춤들이 프랑스, 이탈리아, 스페인, 독일, 그리고 영국 등 유럽의 여러 나라들을 중심으로 다양하게 유행하였다.

1789년 프랑스 대혁명과 이에 동반한 사회적 대변혁을 겪으면서 새롭게 획득한 정치적 자유는 댄스를 포함하여 사실상 삶의 모든 측면들을 변화시키기 시작했다. 이때부터 유럽 역사상 최초로 남녀가 공개적으로 접촉하는 것이 허용되었다.

위에서 열거했던 많은 춤들이 발전하여 현재의 댄스스포츠가 만들어지는 모체가 되었으며, 이러한 발달과정으로 댄스스포츠는 사교와 예절을 중요시하는 특징을 가지게 되었다.

춤은 음악과 함께 추어지는 것이기 때문에 댄스의 명칭은 왈츠, 탱고, 룸바 등 종목별로 댄스음악의 명칭을 그대로 사용하는 경우가 많다.

이중 룸바, 차차차, 삼바, 자이브, 파소도블레를 라틴아메리칸댄스라고 부르며 왈츠, 탱고, 슬로우폭스트롯, 퀵스텝, 비엔나왈츠를 모던스탠다드댄스라고 부른다. 라틴아메리칸 댄스와 모던스탠다드 댄스는 춤추는 자세, 도법, 그리고 발생의 근원에 따라 구분 지을 수 있는데 그 분류는 다음과 같다.

라틴아메리칸 댄스는

(1) 한자리에서 주로 추는 스팟[Spot] 댄스이며

(2) 춤에 대한 일정한 방향이 없고,

(3) 잡아당기거나, 미는 동작이 자유로우며

(4) 홀딩이 자유롭고

(5) 발끝이 클래식 발레처럼[Toe out] 벌어지며

(6) 아울러 근육의 발달과 신체선의 아름다움을 강조하기 위하여 노출이 심한 복장을 입는다.

반면 모던스탠다드 댄스는

(1) 무빙 댄스이며(탱고제외)

(2) 시계반대방향으로 돌며 춤을 추어야 하고(LOD)

(3) 잡아당기거나, 밀거나, 치는 동작을 금하며

(4) 마주잡고 선 자세에서 동작을 변하지 않고 춤을 추며

(5) 발끝을 나란히 모아 선다.(탱고 제외),

(6) 여성은 드레스를 입어야 하고 남성은 정장을 해야 한다.

댄스스포츠는 혼자서 추는 춤이 아니라 남녀가 함께 추는 춤이기 때문에 무엇보다 조화를 중요시한다. 아울러 조화의 아름다움과 자연스러운 일체감을 위하여 상호간에 지켜야 할 예

절을 중요하게 생각하고 있다. 특히 볼룸댄스의 경우 다수의 사람과 함께 즐기는 댄스이므로 한 사람이 멋대로 하는 행동에 대해서는 용납을 하지 않는다. 따라서 즐거운 댄스를 위해서 지켜야 할 예절이 있는데 내용은 아래와 같다.

1. 파트너의 댄스실력을 고려하여 호흡을 일치시키도록 노력해야 한다. 남성가운데는 자신의 춤 실력을 과시하고 싶어서 파트너가 따라오기 힘든 스텝으로 리드하여 여성을 곤란하게 하는 경우를 종종 볼 수 있다. 상대를 존중하여 상대의 실력에 맞는 스텝으로 추도록 한다.
2. 타인의 인격을 존중하고 댄스를 시작하기 전에 파트너에게 경의를 표한다. 댄스는 일반적으로 남성이 여성에게 "한 곡 부탁드립니다."라고 신청한다. 춤을 시작한다면 서로 호의를 가지고 춤을 추어야 한다. 여성의 경우, 계속 춤을 추어서 피곤하거나 다른 사정이 있을 때는 거절할 수도 있다. 이때는 프로포즈에 먼저 감사하고 난 다음, 상대의 감정이 상하지 않도록 정중하게 거절한다.
3. 춤추는 공간을 적당하게 잘 활용할 수 있어야 하며 다른 사람의 진로를 방해해서는 안 된다.

4. 파트너를 혼자서만 독차지해서는 안 된다. 무도회에서는 여러 사람과 즐기며 사교와 유쾌한 분위기를 만드는데 모두가 협조해야 한다.
5. 자기와 함께 오지 않은 다른 사람의 파트너에게 춤을 신청하려면 충분한 예의를 지켜야 한다. 춤은 남자가 먼저 예의바른 태도와 공손한 말씨로 신청해야 한다.
6. 여자가 남자의 춤 신청을 받았을 때는 답례가 분명해야 한다. 즉 사절할 경우에는 공손한 말투로 합당한 이유를 말하며 남자의 체면을 세워 주어야 한다. 일단 응낙하게 되면 음악이 끝날 때까지 다른 사람과 춤을 추거나 중단해서는 안된다.
7. 동호인 사이에서는 여자가 남자에게 신청할 수 있다. 이때에 남자는 반드시 응해야 한다.
8. 여자가 춤을 응낙하였을 때는 춤추는 장소까지 에스코트Escort하여야 하며 춤이 끝나면 다시 제자리까지 에스코트하고 파트너가 되어준 것에 감사를 표한다.
9. 부부 또는 동행이 있는 여자에게는 먼저 남자에게 허락을 받아야 하며 동행한 남자가 다른 사람과 춤을 출 경우에는 직접 청하여도 됩니다.
10. 파트너가 동행하였을 경우 첫 곡과 마지막 곡은 반드시

파트너와 추는 것이 예의이다.

11. 초청자가 있는 파티일 때는 여자는 남자주인, 남자는 여자주인에게 춤을 청하는 것이 예의이다. 춤을 출 때 파트너가 틀렸다고 지적하거나 가르치는 것은 삼가야 한다.
12. 춤을 출 때는 반드시 시계의 반대 방향인 L.O.D(Line of Dance)로 진행해야 하며, 중앙선(Center Line)을 넘거나, 다른 사람의 진로를 방해해서는 안 된다. 부딪쳤을 때는 뒤에는 사람에게 책임이 있다. 그러므로 앞을 주시해야 하며 남자가 볼 수 없는 경우 여자가 손으로 등이나 팔을 눌러서 알려 주어야 한다.
13. 춤에서는 남자가 리더(Leader)이고 여자는 팰러워(Follower)이다. 그러므로 여자가 남자를 리드하려고 해서는 안 된다.
14. 춤을 추는 동안 언성을 높이거나 거친 대화는 피해야 한다.
15. 불가피한 사정으로 춤을 중단할 때도 상대방에게 양해를 구하고 타인에게 방해가 되지 않도록 하여 플로워에서 퇴장해야 한다.
16. 춤을 출 때는 몸을 깨끗하게 하여야 하며 특히 체취나

구취에 신경을 써야 한다. 그러므로 음주나 마늘, 김치 같은 음식은 삼가야 한다.

아울러 댄스스포츠를 출 때에는 그에 맞는 의상을 입어야 한다. 수영장에서는 수영복을 입고 골프장에서는 골프화를 신듯이 댄스스포츠를 즐기기 위해서는 알맞은 의상과 슈즈를 착용하는 것이 중요하다.

댄스스포츠 의상에는 정장正裝과 약장略裝이 있다. 정장은 파티에 주로 입는 복장으로 남자는 턱시도, 여자는 이브닝드레스를 입는다. 구두는 남성은 검은 색의 애나멜 단화로 끈이 있는 것을 신고 여성은 하이힐을 신는다. 공식적이 파티나 연회에서는 정장이 어울린다. 그러나 아직 댄스를 배우고 있는 입장에서는 일반적인 파티 모임이나 댄스 교실에서는 약장이 적합하다. 약장이란 특별한 규칙이 있는 것은 아니지만 댄스를 즐기기 위해서 고려해야 할 사항은 다음과 같다.

1. 청결해야 한다. 댄스스포츠에는 남녀가 홀드하는 자세가 많으므로 남녀 모두 땀내 나는 셔츠나 블라우스를 피해야 한다. 갈아입을 옷을 준비해 두면 좋다. 복장만이 아니라 모발의 불결이나 구취 등도 파트너에게 불쾌감을

줄 수 있기 때문에 주의해야 한다.

2. 댄스스포츠는 좌우로 움직이며 돌아가기 때문에 발을 충분히 벌릴 수 있는 스커트를 착용하는 것이 좋다.
3. 움직이기 쉽고 바닥이 매끄러운 구두를 신는다. 가죽의 안면쪽이 밑바닥인 구두가 가장 적합하다. 고무나 비닐제 밑바닥인 구두는 플러어에서 슬라이드나 턴이 어렵게 되고 반대로 가죽바닥에 쇠못 박은 구두는 너무 잘 미끄러져서 넘어지는 경우가 있다.

1. 라틴아메리칸 댄스와 노예제도

라틴아메리칸 댄스는 주로 서아프리카에서 서인도제도나 아메리카, 브라질로 끌려온 흑인노예, 유럽일대를 돌아다니며 유랑생활을 하는 집시들에 의하여 만들어진 춤이다.

노예제도는 인간사회에 계급이라는 제도가 생겨나면서 함께 발생한 아주 오랜 제도이다. 우리나라 고조선시대의 8조 법금에도 노예에 대한 이야기가 나오는 것으로 보아 그 기원은 최소한 기원전 수천년 전으로 봐야할 것이다. 고대 로마시대의 노예는 대부분 흑인이 아닌 백인이었다. 대부분 전쟁포로나 빚을 갚지 못하여 재판을 받아 시민에서 노예로 전락한 사람 혹은 로마 주변국의 덜 개화된 사람들이었다. 이들은 모두 주인의 전적인 소유물이었기 때문에 주인에 의하여 매매될 수도 있었고, 죽음을 당할 수도 있었다. BC2000년 전 수메르 문명에서는 황소와 마찬가지로 노예들에게 코뚜레를 채웠다는 내용이 있는 것으로 보아 결국 이들 노예들은 집안에서 기르는 가축이나 혹은 동산動産의 일부와도 마찬가지 신세였던 것이다.

15세기에 들어서면서 본격적으로 흑인 노예가 등장하게 되는데 이는 바로 포르투칼인에 의해서였다. 당시 이들은 아프리카 동부해안 방향으로 탐험을 많이 했는데 간혹 여행경비가 떨어지면 이를 조달하기 위하여 흑인들을 잡아서 노예로 팔아버리곤 했다. 이렇게 시작된 노예매매제도는 차츰 흑인을 상품으로 인식하게 되었고 곧 인류 역사상 가장 큰 노예시장이 형성되게 되며 무려 1500만 명에 가까운 흑인이 아메리카, 서인도제도, 브라질 등으로 팔려나가게 되는 것이다.

이들은 주로 유럽에서는 대량 생산할 수 없지만 열대기후인 중남미 아메리카에서는 대량 생산이 가능한 작물들 즉 사탕수수, 커피, 카카오, 목화, 쌀, 담배들을 생산하는데 투입이 되었다. 본래 열대기후에서 자라온 사람들이기에 이들이 남아메리카 노예생활에 적응하는 것은 그리 어렵지만은 않았을 것이다. 하지만 백인들이 강요에 의하여 행하는 노동은 매우 힘든 것이었고, 백인의 채찍과 비인간적 대우 그리고 자유스러웠던 그들의 신체에 묶여 행동의 제한을 두었던 쇠사슬은 이들에게 많은 고통을 안겨주었다.

검은 대륙의 푸른 초원에서 자유스럽게 살던 이들이 노예사냥꾼들에 의하여 습격을 받고 잡혔을 때 억압받은 것은 목의 고리, 수갑, 족쇄로 묶여진 자유뿐만이 아니었다. 처절한 신체의 파괴와 죽음 또한 그들에게 무자비하게 가해졌던 것이다. 노예상인들은 샘에 독을 풀어 원주민을 죽이는 일도 많았고, 또는 부락에 불을 놓아 많은 사람들을 불에 태워 죽이는 일도 서슴지 않고 행했다. 또한 잡힌 사람 중에도 6세미만의 어린이나 노인들은 노예의 가치가 없다고 하여 모두 죽이는 야만적인 행위를 하기도 했다.

사실 콜럼부스의 "신대륙 발견"이라는 말은 백인들의 자기중심적 사고와 행동에 대한 또 다른 표현이라 해도 무관할 것이다. 아메리카 대륙이 신대륙이 될 수 없고 아메리카 대륙에 상륙한 것을 발견이라는 단어로 쓸 수 없는 것은 그 안에 이미 그 대륙에서 살고 있는 원주민들이 있기 때문이다. 흔히 우리와 같은 우랄 알타이계로 알려진 이 원주민은 머나먼 옛날 아시아와 아메리카 대륙이 붙어있었을 때 지금의 베링해협을 건너와 정착해서 살았던 사람들이다.

빙하기시절 아시아 중앙에서 한 갈래는 남으로 다른 한 갈래는 북으로 넘어가는 이동이 시작되었다. 이러한 이동은 한 번에 끝난 것이 아니라 수대 아니 수 십대에 걸쳐 계속 이어졌던 것으로 남쪽으로 내려간 사람들이 정착하여 만든 국가가 바로 우리나라와 일본 등이었다. 북쪽으로 이동한 사람들은 시베리아 대륙을 횡단하고 당시에는 붙어있었던 베링해협을 거쳐 또 다시 추운 알래스카 대륙을 지나 중남미 아메리카 대륙에 도착하여 새로운 문명을 만들어냈는데 그것이 바로 잉카, 마야 문명 등이다. 때문에 신대륙의 발견은 서양인이 아니라 우리와 같은 종족인 우랄 알타이계의 아시아인에 의하여 이루어진 것이다. 그리고 그 사람들이 그곳에 정착하여 많은 작물들을 생산해냈기에 콜럼버스 일행이 옥수수와 감자 그리고 코코아 등을 공급받을 수 있었던 것이다.

그럼에도 불구하고 그들의 역사 속에 "신대륙"이나 "발견"이라는 단어를 서슴지 않고 쓰는 것을 볼 때 그들의 백인 우월주의 사고가 얼마나 높은지 알 수 있다. 역사 속에서 진정한 인간으로 인정하는 것은 오로지 백색 피부를 가진 자신들 뿐이며, 그들이 역사에 나타나는 시점이 진정한 역사의 출발이라고 생각한다. 때문에 자신들이 역사의 주인공이어야 하고 나머지 피부색이 다른 민족들은 그저 엑스트라에 불과하다는 생각을 당연하게 하는 것이다.

타 민족에 대한 오만과 그를 밑바탕에 둔 지배 욕구는 타 민족을 아무런 거리낌 없이 잔인하게 말살하는 수준까지 올라간다. 특히 이러한 잔인함은 스페인제국에 많이 나타나는데, 잉카제국을 침공했던 스페인 군대는 잉카제국의 사람들을 도륙하여 거의 멸종에 가깝게 했다. 스페인의 이러한 호전성好戰性은 쿠바에 흑인 노예들이 들어온 배경과도 연계가 된다. 본래 쿠바에 살던 인디오들은 스페인이 쿠바를 점령하는 과정에서 거의 몰살당했다. 그 이유는 하나였는데 그들에게 영혼이 없다는 것에서였다. 영혼이 없는 것은 인간이 아니기에 스페인 사람들은 쿠바 인디오를 인간취급하지 않았고 이러한 이유로 저항하는 인디오들은 잔인하게 죽였던 것이다. 이처럼 인디오들이 떼죽음을 당하자 사탕수수를 만들어낼 노동력이 부족하였고, 결국 이를 보충하기 위하여 아프리카 흑인들을 노예로 잡아들이기 시작했던 것이다.

15세기부터 시작하여 무려 4세기에 걸쳐 시작된 흑인노예 시장은 그야말로 유럽인들의 세계 패권주의에서부터 시작된 것이다. 이 무렵 유럽인들은 앞 다투어 해양탐험을 벌이기 시작했는데, 이때 거두어들인 성과 중 가장 큰 것이 콜럼부스의 아메리카 대륙 발견이었다. 대륙을 발견했다는 것은 이를 통하여 많은 가축, 농산물 그리고 다양한 원자재 등 새로운 것들을 얻을 수 있음을 의미한다. 특히 유럽에서는 볼 수 없는 열대지역에서만 생산되는 설탕, 커피, 담배 등은 새로운 기호식품이었기에 유럽인들의 선호도는 남달랐다. 이러한 요구는 유럽열강의 식민지 개척을 더욱 강하게 하였고, 이를 통하여 돈을 벌기 위해서는 많은 생산능력이 필요했다.

하지만 식민지 점령과정에서 원주민을 많이 말살한 상태라 생산능력을 가진 새로운 대상이 필요했다. 결국 이러한 요구는 사람들로 하여금 아프리카로 눈을 돌리게 하였고 급기야 노예상인이 주를 이루는 노예매매가 성행하기 시작했던 것이다. 이렇게 시작한 노예매매는 무려 4세기에 걸쳐서 1,200만에서 1,500만에 달하는 노예가 강제 이주되었고, 이들로 인하여 아메리카 개척의 새로운 장이 열리게 된 것이다.

15세기 노예상인이 다룬 노예들은 돈을 갚지 못해 전락하는 사람도 아니고, 패전국민도 아니다. 다만 유럽인들의 눈에 비쳐봤을 때는 야만인 정도이었을 것이다. 문명을 접하지 않은 야만인들의 문화. 그러나 지금 우리가 음악을 듣고 즐기며 그 속에서 춤을 추고 있는 다양한 것들… 미국의 재즈, 블루스, 브라질의 삼바, 보사노바, 자메이카의 칼립소, 쿠바의 룸바, 맘보, 차차차, 살사 그리고 멕시코의 볼레로까지 모든 음악과 춤들이 바로 이 야만인들에 의하여 탄생된 것이라면 우리는 야만인의 개념을 다시 한 번 살펴보고 새롭게 정리할 필요가 있다.

돈을 벌기 위하여 개인의 행복과 마음속에 담겨있는 추억마저도 짓밟아 버린 채 수 많은 흑인들을 노예로 전락시킨 노예상인들의 악행. 그런데 아이러니 한 것은 지금 우리가 즐기고 있는 라틴문화가 바로 이러한 비인간적인 노예상인들의 노예매매제도 위에서 탄생하였고, 침략성 강한 유럽인의 문화와 융합되어 꽃을 피우게 되었다는 것이다. 본인의 의지와 관계없이 인간의 인권을 송두리째 빼앗아버린 가장 비인간적인 노예제도 행위가 가장 인간적인 냄새가 나며 오감마저 유쾌해지는 라틴문화를 만들어내는데 일조했다는 것을 생각해본다면 세상의 인과관계가 꼭 우리가 생각했던 권선징악으로만 끝나는 것은 아니라는 생각이 든다.

2. 노예와 노예상인

출렁이는 대서양의 검푸른 바다 위로 닻을 올린 범선이 힘차게 나가고 있다. 뱃머리 위로 포말로 부서지는 파도와 그 위를 날고 있는 갈매기 때들… 이미 이 배는 스페인과 포르투갈의 해안을 지나 몇 달 동안 대서양의 바다 위를 횡단하고 있었다. 이윽고 배는 아프리카 서쪽 해안 부근에 다다른다.

해안에 접근하면 선장은 그 지방 지도자들에게 경의를 표하는 의미로 예포를 쏜다. 배는 최소한 3개월에서 6개월 정도 그 지방에 머물 계획을 가지고 있다. 이미 고레, 베르데곶에서부터 감비아, 기니, 시에라리온, 달마스곶 등은 16세기부터 1750년경까지 이러한 행사가 자주 있었고, 1750년 이후부터는 그 아래 지역인 로페즈곶, 로앙고, 카빈다, 앙골라, 벵겔라 등지에서 성행했다.

무엇 때문에 이러한 일들이 자주 일어난 것일까? 왜 유럽의 사람들이 아프리카 서해안 지역을 이 잡듯이 샅샅이 훑어 내려간 것일까? 그 이유는 단 한가지이다. 바로 흑인들을 노예로 잡기 위한 것이었다. 유럽인들은 아프리카 지역의 지도자에게 경의를 표하고 일정한 사례를 지급한 뒤에 마치 메뚜기 떼가 농작물을 씨 한 톨 남기지 않고 다 먹어치우듯이 그 지역의 흑인이란 흑인은 모두 잡아서 노예로 팔아버린 노예상인들이었다.

사실 유럽인들이 처음부터 노예를 전문적으로 잡으려고 했던 것은 아니었다. 앞서 서술한 것처럼 15세기 경 포르투갈 인들의 여행경비를 조달하기 위해서 흑인들을 잡아들였고 그들을 노예로 팔아넘긴 것이 최초의 흑인 노예사냥이었는데, 이때만 해도 노예를 본격적으로 팔아야 하겠다고 생각하지는 않았던 것 같다. 다만 인류의 원시사회가 필요에 의해서 필요한 만큼 잡거나 생산했던 것처럼 당시에도 그렇게 흑인을 잡아다 썼던 것 같다.

그러나 이 행위는 흑인 노예를 구성하기 위한 단초를 제공하는 계기가 되었고, 훗날 경제 논리에 의하여 흑인 노예 시장은 본격적으로 형성되게 된다. 이 같은 이유는 앞에서 말한 것처럼 바로 신대륙의 발견 때문이었다. 콜럼버스에 의하여 발견된 신대륙은 바로 유럽 국가들의 개척지가 되었다. 처음 스페인과 포르투갈이 시작한 이후 영국, 네덜란드, 프랑스 등이 그 뒤를 이어서 아메리카 대륙에 발을 들여놓기 시작했다. 이들은 모든 원자재는 최소한으로 수입하고 가공품들을 최대한으로 수출한다고 하는 중상주의 정책에 따라 많은 것들을 식민지 국가에서 공급할 수 있도록 하였다.

특히 유럽의 기후에서는 재배될 수 없지만 아메리카의 열대기후에서는 성장이 빠른 작물들, 예를 들어 사탕수수, 커피, 카카오, 목화, 쌀, 담배 등은 유럽에서 선호하는 작물이기에 더더욱 많은 생산이 필요했다. 때문에 많은 노동력이 필요했고, 이를 충족시켜 주기 위해서는 인건비가 거의 들지 않는 흑인들이 가장 적격이었기에 본격적인 노예시장이 성립된 것이다. 별도의 급여 없이 먹여주고 재워주기만 해도 되는 것이었기 때문에 제품의 생산 원가만 가지고도 많은 이득을 볼 수 있게 한 이들의 존재는 백인에게 있어 절대적이었다고 해도 무리는 아니다.

인건비가 싸다는 것 이외에도 흑인들을 선호하는 이유에는 또 다른 것이 있었다. 그것은 아메리카의 열대기후에 흑인들이 잘 견딘다는 것이다. 온화하거나 혹은 거친 날씨 속에 살던 유럽인들이 뜨거운 태양이 내리쬐는 열대 지역에서 노동을 하기에는 역부족이었다. 특히 사탕수수의 경우 설탕과 럼주를 만들기 위해서는 뜨겁게 훈증을 해야 하는데 이때 끓이는 가마솥의 온도는 거의 살인적이었다. 때문에 초창기 사탕수수 가공을 위해 쿠바에 왔던 백인 노동자들은 열대의 기후를 이기지 못하고 대부분 머나먼 타국에서 죽었던 것이다. 하지만 고향과 비슷한 기후에 살았던 흑인들에게는 중남미의 열대성 기후가 낯선 것만은 아니어서 잘 버틸 수가 있었다.

노예사냥꾼들이 노예를 잡기 위해서 맨 처음 하는 것이 바로 부락 습격이다. 원주민들도 적의 침입에 맞서 거세게 대항해보지만 총으로 무장된 유럽인들을 이기기에는 역부족이었다. 대부분 처참하게 죽임을 당하거나 혹은 방화로 인하여 부락 전체가 폐허가 되고, 그 안에 질식해 죽곤 한다.

노예로 잡혀온 흑인들은 그 안에서 상품가치에 따라 나누어지는데 일반적으로 6세 이하의 어린이들은 그 자리에서 모두 죽여 버리고 나이가 든 노인들은 그대로 둔다. 왜냐하면 움직일 수가 없어 자연적으로 굶어죽기 때문이다. 건장한 남여와 6~7세가 넘는 아이들은 이제 노예선을 타기 위하여 해안을 향해 걸어간다. 신발도 신지 못하고, 거의 벌거벗겨진 상태에서 그들은 뜨거운 사막과 거친 길을 가야한다. 제대로 먹지도 못하고 긴 시간을 걸어 지칠 때로 지친 그들에게 걸음을 재촉하는 채찍질이 계속된다.

이처럼 지친 흑인들이 해안에 도착했을 때 기다리는 것은 바로 노예선 이었다. 쇠사슬에 묶여 제대로 움직일 수도 없는 그들에게 콩나물시루와도 같은 노예선은 그야말로 지옥이었다. 최소한의 공간에 최대한의 인원을 싣기 위해서 적재 방법까지 연구되었다고 하니 배 안의 공간이 얼마나 협소했는가는 미루어 짐작할 수 있을 것이다. 선실의 폭이 1.5m 정도였고, 높이는 0.9m가 채 되지 않았으며 흑인들의 오른손과 왼쪽 발을 같이 묶어 한 곳에 줄을 지어 빽빽이 앉히고 긴 철봉으로 손과 발을 묶은 안쪽을 찔러 놓았다. 이처럼 몸이 한번 들어가면 꼼짝 못하고 그 안에서 지내야 하는데 하루 이틀도 아닌 몇 달 동안 그렇게 지낼 경우 몸에 이상이 오는 것은 당연한 이치이다.

노예의 값어치가 떨어지지 않기 위해서는 무엇보다 노예들의 건강이 보장되어야 한다. 하지만 협소한 공간에 짐승 다루듯이 하면서 제대로 먹이지도 않았기 때문에 많은 흑인들이 배안에서 죽었다. 기록에 의하면 노예교역이 이루어진 기간 동안 모두 1,200만에서 1,500만의 흑인들이 대서양을 가로질렀고, 그 안에서 약 150만에서 200만의 노예가 목숨을 잃었다고 한다. 때문에 노예상인들은 노예들의 사망을 최소화하기 위하여 그들에게 춤을 추게 하였는데 몇몇의 상인들은 이들의 춤추는 것을 돕기 위하여 악단을 구성하기도 했다.

인간의 유희적인 도구 중에서 가장 원초적이었던 춤이 노예상인들의 상품을 유지하기 위한 도구도 사용되었고, 이것이 오늘날 우리가 추는 댄스스포츠의 시발始發이었다는 점을 감안할 때 희僖와 노怒가 한 개의 매개에 동시에 공존하는 역사의 아이러니에 대해서 놀랍기만 하다.

3. 목화밭의 노예들 혹은 흑인영가, 블루스 그리고 재즈의 탄생

1502년 최초의 아프리카 흑인 노예들이 히스파니올라 호를 타고 미국 대륙에 도착하였다. 그리고 1619년에는 20여명의 흑인들이 버지니아의 제임스타운에 상륙했다. 당시 미국 특히 남부지역의 주된 작물은 목화였다.

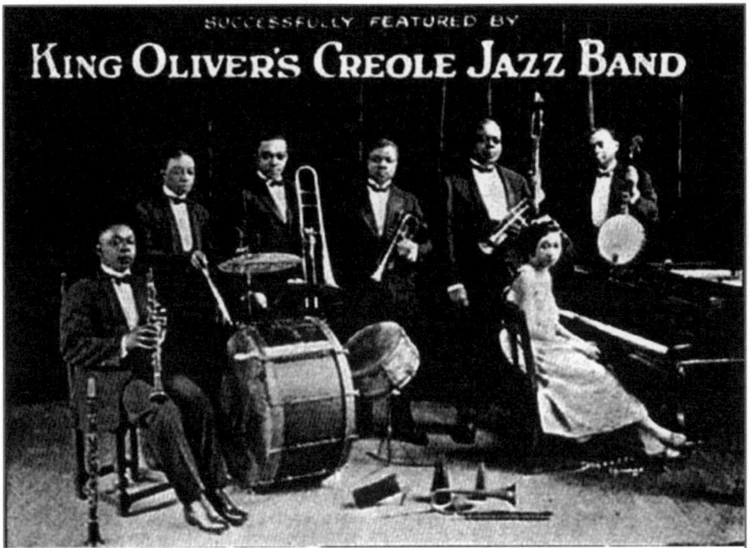

크레올로 구성된 재즈밴드

보통 8월 후반이면 수확이 시작되는데, 이때 노예들은 각각 자루 하나씩을 받았고 그 자루를 들고 나가서 그 안에 수확한 솜을 가득 채워야 했다. 목화수확은 시기가 중요한데 보통 열매가 익어 벌어지면 빨리 따내야 한다. 그렇지 않으면 섬유가 굳어지기 때문이다. 때문에 많은 수의 인원이 필요했고, 이를 만족시킬 수 있는 유일한 것이 바로 흑인노예였던 것이다. 이 밖에도 버지니아 또는 켄터기의 담배농장, 남부 캘리포니아의 쌀 농장을 경영하는 농장 주인들도 흑인노예의 필요성을 모두 인식하고 있었다. 때문에 미국 시장 내 흑인노예의 유입은 타

지역에 비해 더 많을 수밖에 없었다. 이런 결과로 1790년 미국에서 처음 인구센서스를 실시하였을 때 전체 인구 390만명 중에서 69만명이 흑인노예였다고 한다. 지금도 미국 흑인의 수는 전체 인구의 12% 정도가 되는 2천9백만명이라고 하니 가히 흑인노예의 수를 짐작할 수 있을 것이다.

왜 이 곳에 끌려 왔는지도 모르고 가족들은 어디서 어떻게 지내는지도 궁금하기만 상태에 하루 종일 힘든 노동에 시달려야 하는 흑인들에게 있어 유일한 위안꺼리는 바로 음악이었다. 아프리카에서 불렀던 노래들과 연주 그리고 그들의 춤은 힘들고 지친 그들에게 살아가는 의미와 힘을 실어주는 유일한 매개체였다. 세계 어느 민족이나 다 그렇듯이 일을 할 때에는 노래 즉 노동요Work song를 부르면서 하곤 하는데 아프리카 민족은 선창자가 노래를 부르면 다른 사람들이 합창으로 화답을 하는 형태로 노래를 불렀다. 이는 우리나라의 노동요와 비슷한 형태라 하겠다.

이 노동요는 훗날 블루스Blues라는 곡으로 발전하게 되는데 여기서 블루스는 파랑의 이미가 아니라 우울의 의미이다. 노예의 생활이 그랬던 것처럼 이 노래 속에는 흑인들이 느꼈던 삶의 힘겨움, 외로움, 고독 등이 스며있다. 블루스는 '블루노트'라는 음계를 사용한다는 것이 큰 특징으로 구별되는데 블루노트 음계로 인하여 블루 멜로디와 화음반주가 묘한 불협화음을 만들어 내고 이 불협화음이 훗날 재즈를 만들어 내는 요소로 작용하게 된다.

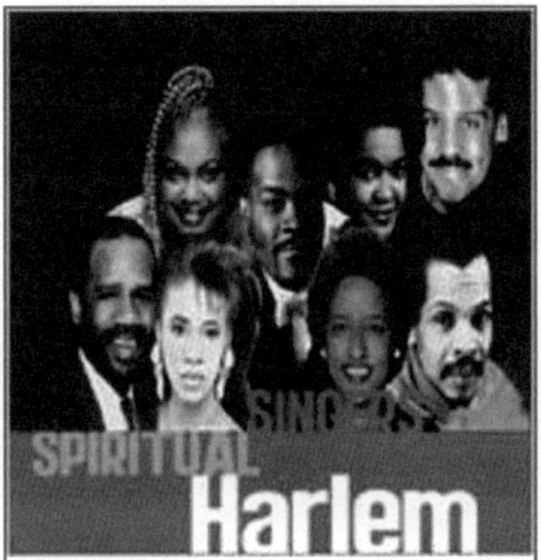

흑인 영가단

사실 미국에 들어온 흑인 노예들이 어떤 종류와 부류의 노래를 불렀는지에 대해서는 알 수가 없다. 하지만 1676년경 버지니아의 흑인 노예들이 드럼을 치면서 하느님께 자비를 구하는 찬송가를 불렀다는 기록은 있다. 자신의 부족신을 믿던 흑인들이 기독교의 하느님을 믿는 것으로 바뀐 것은 자연스러운 현상일 수밖에 없다. 그것은 기독교가 가지고 있는 포교의 성향과 흑인들의 반란을 막고 자연스럽게 백인들에게 복종하게 하는 자연스러운 이데올로기 동화체계로서 종교가 가장 적당했기 때문이다.

아무튼 아프리카인들이 종교제례 때나 사용하던 드럼을 기독교의 종교 음악에 사용한 것은 훗날 흑인 음악 형성에 중요한 역할을 하게 된다. 초창기 흑인 음악은 아프리카 특성의 주요 형태인 샤우트[Shout]와 할러[holler]였다. 이 두 가지는 모두 '외치다', '절규하다'의 의미를 가지고 있는 단어들이다. 이러한 창법은 훗날 블루스와 재즈, 소울 등 흑인 음악의 창법에 영향을 끼친다.

흑인의 문화에서 재즈가 탄생하게 되는 요소에는 아무래도 뉴올리언스라는 지역을 빼 놓을 수 없을 것 같다. 뉴올리언스는 미국의 남부에 있는 지역으로 유럽의 영국, 스페인, 프랑스 등 여러 국가 중에서 프랑스의 지배를 받고 있는 곳이었다. 프랑스는 다른 국가에 비하여 흑인들에게 관대한 나라였다. 프랑스 남자가 죽으면 그 남자가 데리고 있던 흑인 노예를 자유롭게 해방시켜 주었고, 둘 사이에서 태어난 자녀들도 해방시켜 주었다. 이처럼 프랑스 백인과 흑인 사이에서 태어난 혼혈인들을 크레올[Creol]이라 불렀는데 바로 이들에 의해서 본격적인 흑인음악이 탄생하게 되는 것이다.

크레올들은 해방된 신분이었기 때문에 백인과 같은 신분에 백인과 같은 부를 누릴 수 있는 자격이 주어졌다. 그런 그들이 백인 아버지의 고향인 유럽에 가서 고급교육을 받는 것은 어쩌면 당연한 일이라 하겠다. 이렇게 아프리카의 문화와 유럽의 문화가 만나서 재즈라는 새로운 퓨전 문화가 탄생하게 된 것에는 바로 백인과 흑인의 혼혈자녀인 크레올이라는 새로운 인종이 있었기 때문이었다.

크레올이라는 혼혈인종이 뉴올리언스에서 생겨났던 것처럼

재즈라는 음악도 바로 뉴올리언스에서 발생했다. 뉴올리언스는 무역항으로서 과거 노예의 숫자도 많아 당연 흑인의 숫자도 많을 수밖에 없다. 또한 남북전쟁 이후 군악대가 사용한 중고 악기들이 시장에 많이 나왔기 때문에 크레올들도 이 악기를 쉽게 구할 수 있었고, 이들은 이 악기를 가지고 음악을 공부하여 Dance Hall에서 음악활동을 할 수가 있었다. 하지만 이때까지만 해도 재즈가 탄생한 것도 아니고 전문 연주가에 의하여 연주되지는 않았다. 그냥 노예들 사이에서 불려지던 노래를 백인들이 배워 부르는 단순한 가창곡의 형태였다.

대략 이때까지 불려졌던 음악들은 흑인영가와 앞서 논의했던 블루스와 노동요 그리고 부기우기 등이었다. 흑인영가^Negro Spiritual, Gospel song^는 보통 아프리카의 종교음악으로 알려져 있다. 앞서 말한바와 같이 아프리카에서 신을 모시는 제례가 일반화되어 있었다. 그리고 그들의 종교에는 항시 음악이 뒤따랐는데 이것이 기독교로 개종되면서 찬송가 형태인 영가로 바뀌게 된 것이다. 부기우기^Boogie Woogie^는 블루스 형태의 피아노곡으로 1920년대에서 30년대 사이에 많은 사랑을 받았다.

뉴올리언스 지방에는 프랑스 사람뿐만 아니라 스페인 사람들도 많이 머물러 있었다. 때문에 이 지역에는 유럽의 여러 가지 댄스음악, 프랑스 민요, 아일랜드 민요 등 많은 나라의 문

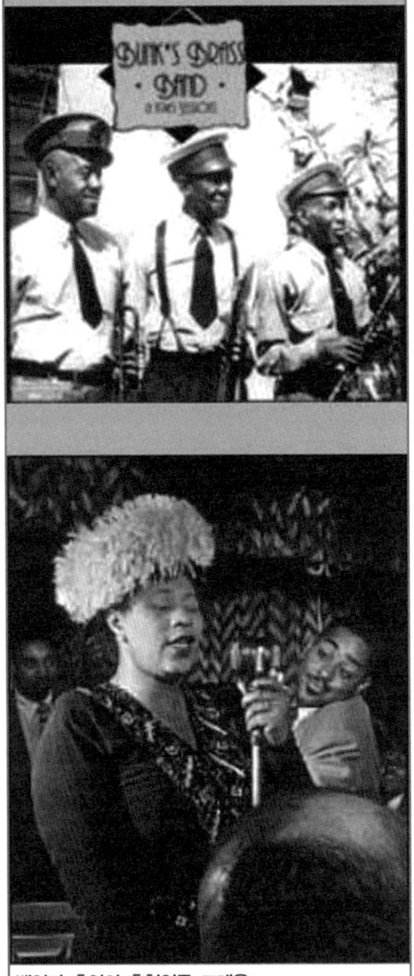

백인과 흑인의 혼혈인종 크레올

화와 음악이 뒤섞이게 된다. 특히 프랑스와 스페인의 문화가 혼재된 새로운 형태의 퓨전 문화들이 탄생하게 되는데 대표적인 것이 바로 브라스 밴드의 시가행진이다. 특별한 행사 혹은 기념일이 있을 때마다 밴드들은 시가를 행진하며 연주를 했는데 흑인들도 역시 브라스 밴드를 좋아해서 자신들의 연주 단체를 만들었던 것이다.

그래서인지 뉴올리언스 지방에는 지금도 장례식에 소규모 밴드가 슬프고 장중한 템포의 흑인 영가를 연주하며 공동묘지까지 행진하는 풍경을 볼 수가 있는데 아이러니한 것은 장례식이 끝나는 순간 느리고 슬픈 음악은 온데간데없어지고 신나는 연주가 시작된다는 것이다. 이때 울려 퍼지는 대표적인 곡이 바로 성자의 행진(When the saints go marching in)이다.

이 밖에 뉴올리언스 지방이 아닌 미주리주의 세달리아에서는 래그타임Ragtime이라는 음악이 있었는데 이는 뉴올리언스의 것보다 먼저 발생한 것이다. 래그타임은 대개 작곡된 곡이며 피아노 음악이었기 때문에 재즈와 비슷하나 재즈의 가장 중요한 요소인 즉흥연주improvisation는 빠져있다. 그리고 연주하는 사람들도 흑인이 아니었기 때문에 보통 흑인풍으로 연주하는 백인음악으로 알려져 있다.

결국 뉴올리언스에서 만들어진 음악들은 훗날 재즈의 모태가 되었고, 재즈는 스윙, 쿨, 하드 밥, 록 등의 발전된 음악들을 만들어내게 되었고, 이웃의 쿠바, 멕시코, 브라질 음악들과 만나 새로운 형태의 음악을 만들어내게 되는 것이다. 그리고 무엇보다도 지금 우리가 즐겨 추는 자이브, 퀵스텝, 슬로우 폭스트롯이 바로 이 재즈 음악들에 의하여 만들어지게 되는 것이다.

라틴아메리칸 댄스는 본래 실외에서 추었던 것을 후에 영국에서 인터네셔널 댄스로 확립하면서 실내로 들어오게 되었으며 모던스탠다드 댄스에 비하여 비교적 좁은 장소에서도 출 수 있는 장점이 있다. 아울러 처음부터 끝까지 정형화된 동작에 의하여 춤을 추는 모던스탠다드 댄스에 비하여 비교적 자유로움을 느낄 수 있는 것이 특징이다. 흔히 라틴아메리카댄스라고 하면 지리학적 지역인 라틴아메리카 지역으로 생각하기 쉬운데 이 경우 댄스의 발생 기원과는 일치하지 않는 오류가 생긴다. 왜냐하면 라틴아메리카하면 중남미 아메리카를 의미하는데 이 경우 자이브와 파소도블레의 미국이나 스페인은 이 영역에서 제외되기 때문이다. 따라서 라틴아메리카 댄스의 명칭은 지역적인 개념보다는 라틴어나 라틴문화를 공유하는 개념에서 Latin & American으로 해석하는 것이 더 타당할 것이다.

4. 모던스탠다드 댄스

모던스탠다드 댄스는 주로 유럽이나 아메리카의 백인에 의하여 만들어진 춤으로 귀족적인 아름다움을 느낄 수 있으며 우리가 흔히 말하는 볼룸댄스라는 의미는 바로 이 모던스탠다드 댄스를 뜻하는 것이다. 그래서인지 지금도 세계적인 댄스스포츠 대회인 불랙풀[Blackpool] 대회에서는 모던스탠다드 댄스라고 부르지 않고 볼룸댄스라고 부르고 있다.

고대 희랍 문화 속에서 댄스란 그리이스 로마신화에서 알

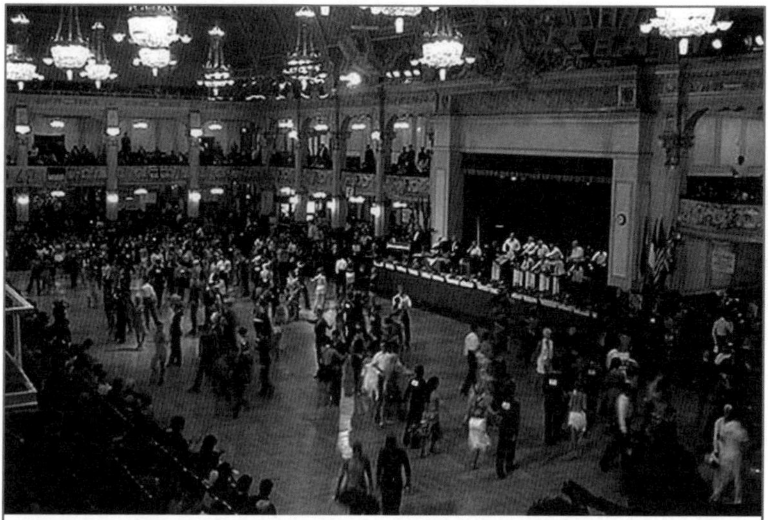

블랙풀 대회의 한장면

수 있듯이 인간이 신에게서 불이라는 소중한 선물을 받고 이후 신을 숭배하고 신에게 감사하는 제의祭儀의 개념으로 추어져 왔던 것이다. 여기서 불이란 무질서인 카오스에서 새로운 질서인 코스모스로 가는 개념이라 볼 수 있으며 인간이 동물의 범주에서 벗어나 의식을 갖고 문명의 세계를 여는 상징으로 볼 수 있다. 따라서 춤이란 인간이 사고思考의 세계로 들어서면서 최초로 행하는 예술의 행위로 볼 수 있는 것이다. 그러던 것이 고대 로마에 들어와서는 타락한 육체적인 춤으로 전락하였고, 중세기 헤브라이즘 사상 속에서는 "악마가 벌이는 작은 일"로 규정될 정도로 탄압을 받았다. 이러한 억압에 대한 반동反動의 개념과 신이 아닌 인간 본연의 모습을 찾기 위한 노력으로 자연스럽게 나타난 것이 바로 민요를 중심으로 발생한 춤인 민속댄스이다.

때문에 이러한 춤들은 오늘날 댄스스포츠라는 명칭이 주는 의미처럼 서로간의 기량을 겨루기 위하여 만들어진 춤들은 아니었다. 12~13세기경 초창기의 춤들은 귀족계급의 사교를 위하여 주로 궁중무도회에서 추어졌으며 댄스의 형태도 지금의 자세가 아닌 서로 떨어졌다 가까워졌다 하는 행동을 반복하는 정도였다. 이러한 궁중무용은 특히 프랑스에서 유행을 하였는데 루이 14세의 경우, 왕실의 직속기관인 "발레아카데미"라는 무용 연구기관을 설치하여 유럽 각국의 민속무용을 궁중무용에서 사용할 수 있도록 발전시켰다.

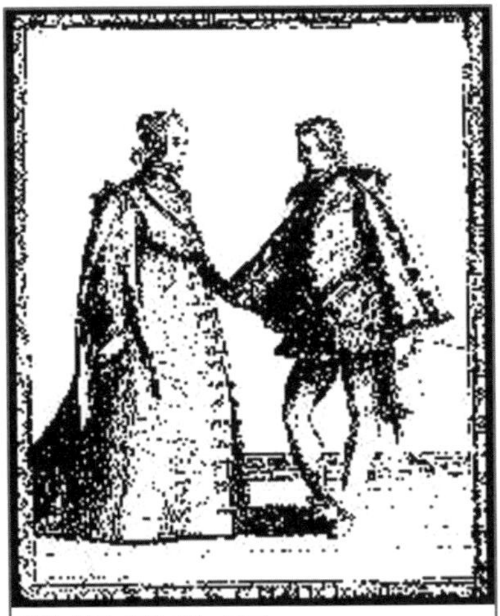
칼을 차고 춤을 추는 귀족

15세기를 지나면서 각 나라의 민속무용에 근간을 두었던 사교춤은 오늘날의 형태로 발전하게 되었으며 17세기부터는 유럽의 여러 나라에서 사교를 목적으로 서로 파트너를 바꾸어 추는 춤의 형식으로 발달하기 시작했다. 이 당시부터 19세기까지 미뉴엣, 볼타, 랜들러 등 잘 알려진 춤에서부터 유래나 기원을 밝힐 수 없을 정도로 스쳐지나간 수많은 춤들이 유럽 전역으로 퍼져나가 유행하게 되었다.

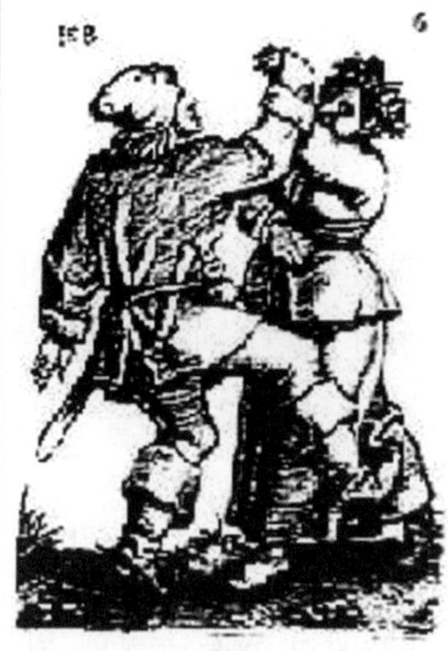
칼을 차고 춤을 추는 농부

18세기에 들어 귀족계층의 전유물이었던 사교댄스가 일반인에게도 널리 퍼져 대중화되었고, 훗날 사교댄스가 더 더욱 발전하게 되는 기초를 마련하게 된다. 이 같은 이유는 18세기 후반 프랑스가 프랑스 대혁명이라는 피비린내 나는 무력 투쟁으로 인하여 귀족의 힘은 약화된 반면 일반 시민들의 인식이 크게 변화되었고, 이에 따라 문화도 함께 변화되었기 때문이다.

반면 이웃 나라 영국의 경우 왕과 신하의 관계가 그간의 역사적 갈등을 해소하고 발전적인 유대관계를 정립하고 있던 시기여서 정치적인 평화를 위해서도 군신이 함께 할 수 있는 사교댄스는 필수적인 요소였다. 때문에 영국왕실에서는 왕에게는 끝없는 충성과 신하들 간에는 서로간의 반목과 질시를 없애는 자리를 만들기 위해서 자주 무도회를 열었고 가끔 외국의 댄스들을 수입하여 이곳에 소개를 하였던 것이다.

이렇게 소개된 각국의 민속 무용들은 점차 이들 사이에서 인기를 얻어 발전하기 시작했으며, 영국에서는 이러한 춤을 일컬어 모던스탠다드 댄스라고 불렀는데 이 같은 이유는 19세기까지 발레의 기법을 이용하여 추던 춤인 올드타임Old time과 구분을 짓기 위해서였다. 모던스탠다드 댄스는 과거 민속무용과 비교하여 뚜렷하게 변한 것이 있는데 그것이 바로 홀딩자세이다. 과거 민속 무용에 있어서 홀딩은 서로 손을 잡고 유동적으로 움직이는 것이었는데 모던스탠다드 댄스에 와서 남녀간에 신체 5부분이 접촉을 한 상태에서 춤을 추는 크로즈드 홀드Closed Hold 포지션을 사용하기 시작한 것이다. 여기서 접촉되는 5부분이란 다음과 같다.

(1) 남자의 왼손이 여자의 오른손을 잡는다.
(2) 여자의 왼손이 남자의 오른쪽 쪽 팔 상부에 위치한다. (탱고의 경우 겨드랑이 근처로)
(3) 남자의 오른손이 여자의 왼쪽 등 뒤쪽 견갑골에 둔다.
(4) 여자의 왼쪽 팔꿈치를 남자의 오른쪽 팔꿈치 위에 놓는다.

⑸ 파트너 서로간에 오른쪽 가슴 부위가 상호 접촉되어 있어야 한다.

이러한 모던스탠다드 댄스만의 특이한 자세에 대하여 당시 남자들은 칼을 차고 춤을 추었던 유래에서 시작되었다는 학설이 있다. 대부분의 사람들은 오른손으로 칼을 사용하기 때문에 습관적으로 벨트의 왼쪽에 칼을 차게 된다. 따라서 남성이 춤을 출 때도 오른팔을 자유롭게 쓰기 위해서는 여성의 등 뒤에 오른손을 놓을 수밖에 없으며 이는 마치 남성이 여성을 감싸고 있는 모습으로 나타나게 되는 것이다. 이때 여성의 위치가 남성의 오른쪽에 있어야만 칼에 걸리지 않고 자유롭게 춤을 출 수 있으며 편안하게 남성을 받아들이기 위해서는 여성의 왼팔이 남자의 오른쪽 팔 위에 놓일 수밖에 없는 것이다. 그리고 춤을 추는 동안에는 균형을 잡기 위해서 남자의 왼손을 여성이 붙잡도록 되는 것은 자연스러운 일이었다. 남성의 손을 잡은 여성은 자연스럽게 몸을 뒤로 젖히는 데 마치 이 모습은 꽃이 만개^滿開^한 모습처럼 보여 미의 극치를 이루게 된다.

하지만 이러한 모던스탠다드 댄스의 동작은 당시 사람들에게 있어서는 커다란 파격이었다. 특히 크로즈드 홀딩으로 춤을 추는 왈츠가 처음 선을 보였을 당시 이 춤은 일부 지식자들에 의하여 가장 저속하고 향락적인 춤으로 규정되어 버리고 말았다. 그도 그럴 것이 이전까지만 해도 서로 손을 잡고 춤을 추기는 하였지만 이처럼 서로 끌어않고 춤을 추는 것은 왈츠가 처음이었기 때문이다. 지금은 신나는 율동과 음악으로 많은 각광을 받고 있는 "캉캉"도 다리를 들어올리며 춤을 추는 동작 때문에 왈츠와 더불어 가장 음란하고 추잡한 외설적인 춤으로 인식한 것을 보았을 때 당시의 문화적인 정서가 지금과 얼마나 다른지 느낄 수 있을 것이다.

일반적으로 춤은 음악과 함께 추어지는 것이기 때문에 댄스의 명칭은 음악의 명칭을 그대로 사용하는 경우가 대부분이었다. 무도회에서 추는 춤 혹은 넓은 방에서 추는 춤이라는 의미를 지닌 볼룸댄스라는 명칭은 1922년에 개최된 세계프로페셔널 볼룸 선수권대회World Professinal Ballroom Championship에서 처음 사용한 것으로 알려져 있다. 이 즈음 사교댄스는 사교적인 기능과 더불어 경기적인 성향이 나타나게 되는데 그 효시는 1920년 영국과 미국이 대결을 벌인 폭스트롯 경기대회에서 였다. 이 대회에서 영국은 아이러니하게도 폭스트롯의 발생국인 미국을 누르고 이 대회에서 승리를 한다. 이후 1922년에는 제1회 왈츠세계선수권대회가 열려 차츰 볼룸댄스는 사교적 영역과 함께 경기적 성격으로 발전하기 시작한다.

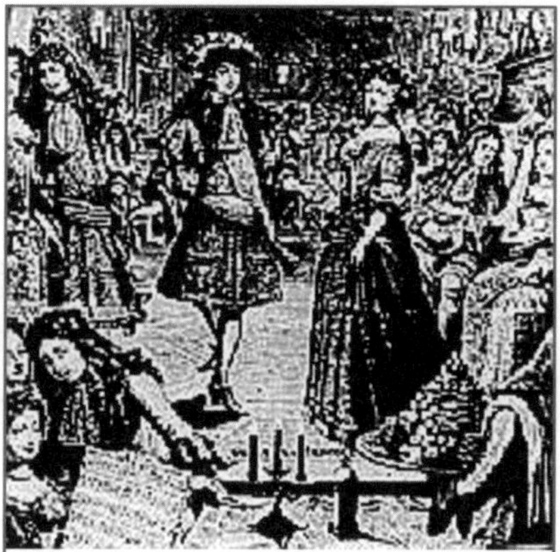

베르사이유 궁전에서 루이 14세가 미뉴엣을 추는 모습

이렇듯 각 국의 민속 무용이 세계인들의 댄스로 발전될 수 있었던 것은 영국 사람들의 댄스에 대한 사랑 때문이었다. 영국인들은 수입된 각 국의 댄스를 나름대로 정리하여 새로운 도법을 완성시키기 위하여 많은 노력을 기울였다. 1904년 영국황실댄스교사협회[ISTD]가 설립되어 모던스탠다드 댄스의 연구와 개발에 많은 노력을 기울이기 시작한다. ISTD는 1924년 볼룸 분과위원회를 설치하고 왈츠, 탱고, 퀵스텝, 슬로우폭스트롯, 비엔나왈츠 등 5개 종목의 도형과 기법을 정리하여 모던 볼룸 댄스의 개정기법을 발표하였다. 이후 50년이 지난 1974년에는 라틴아메리칸 댄스의 도형과 기법을 정리하여 라틴아메리칸 댄스의 개정기법을 발표한다. 그에 따라 국제댄스선수권대회의 경기종목은 모던스탠다드 댄스 5종목과 라틴아메리칸 댄스 5

종목으로 통일된 것이다.

이러한 영국의 노력은 세계 댄스의 중심지를 파리에서 런던으로 옮겨 놓게 되었으며 아울러 영국의 스타일이 세계 각국으로 전파되는 계기를 마련하게 된다. 이에 따라 세계댄스대회는 영국에서 제정한 도법을 중심으로 이루어지게 되었으며 명칭 또한 영국식이 아닌 국제식International Style으로 부르게 되었다.

제 5장

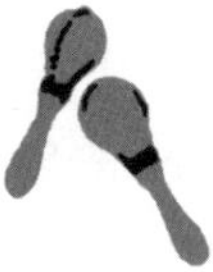

라틴아메리칸 댄스 문화의 원류

1. 사랑을 갈구하는 뜨거운 몸짓 – 쿠바의 룸바

처절하게 흐느끼는 듯 허스키 한 목소리의 Ana Gabrieldl의 “Eres todo en mi”라는 — 우리에게는 산타나 에스메랄다의 You’re my everything으로 잘 알려져 있는 — 노래가 플로워 위로 잔잔하게 흐르기 시작하면 여인은 거친 숨을 고르며 살포시 손을 들어올린다. 손끝은 마치 한 마리 학이 한 번의 날개를 접고 비상을 위한 준비를 하듯 하늘을 향하고 있다. 그리고 그녀는 리듬에 맞추어 몸을 좌우로 흔들고 춤을 추기 시작한다. 이는 바네사 윌리암스가 주연을 했던 영화 「Dance with me」에서 세계 댄스스포츠 선수권 대회 중 라틴아메리칸 댄스 부분의 마지막 춤인 룸바를 추는 장면이다. 남자들의 경우 미국 최초의 흑인 미스아메리카의 몸매를 충분히 감상할 수 있었던 영화였지만 기대만큼 재미있는 영화는 아니었다. 하지만 댄스스포츠의 이해를 위해서 볼 필요는 있는 영화다.

그런데 이 장면에서 재미있는 것은 영상 속에서 그녀와 함께 룸바를 추는 파트너가 지금껏 함께 춤을 추었던 현실 속의 파트너가 아니라 객석에서 자신을 그윽한 눈으로 바라보고 있는 사랑하는 남자라는 것이다. 바네사 윌리암스는 마치 지금 추고 있는 파트너가 사랑하는 그 남자라고 상상하며 춤을 추고 있었던 것이다. 그렇게 추고 있는 그녀의 모습은 아름다움을 넘어서 처절함 그 자체였다. 그리고 그녀는 그 대회에서 1등을 했다.

왜일까? 시합 중에 열심히 비지땀 흘리며 춤을 추는 파트너의 손을 뿌리치고 다른 남자를 바라보며 춤을 추는 어쩌면 가장 팀웍이 맞지 않은 팀에게 1등을 준다는 것! 아마도 영화이기 때문에 가능한 설정일 것이다. 하지만 아마도 룸바라는 춤이 가지고 있는 스토리를 알면 이해하는 상황이 조금 달라진다.

룸바는 사랑의 움직임을 근간으로 하는 "사랑의 춤"이다. 다시 말해서 남자와 여자 사이에 사랑과 긴장의 이야기를 열정적으로 표현하는 댄스라는 것이다. 사랑이라는 그 자체만으로도 황홀하고 애정이 넘쳐흐르는데 그것을 춤으로 표현을 하니 얼마나 짜릿할까. 하지만 여러분의 기대와는 정반대로 룸바에서 보여주는 사랑은 잡힐 듯이 잡힐 듯이 잡히지 않는 애절한 헤어짐의 사랑인 것이다.

춤 속에서 여인은 매혹적인 힙 움직임Hip Movement을 통하여 남자를 유혹한다. 관능적인 여인의 모습에 남자는 욕망의 움직임을 표현하며 소유하려 하지만 계속 거절당한다. 사랑을 이루고자 하는 애절한 몸짓의 남자와 이를 수용하는 듯 하면서도 결국에는 돌아서는 여인의 몸짓. 이것이 바로 룸바가 가지고 있는 춤의 이야기이다. 얼듯 보아서는 상당히 애로적인 모습으로 보일 것 같지만 남녀간의 성행위를 묘사한 추잡한 그 어떤 곳의 춤과는 질적으로 다르다. 룸바를 추고 있는 모습을 보고 있노라면 그저 가슴이 막혀올 정도로 황홀하고 아름답기만 하다.

이처럼 룸바는 바로 사랑을 노래하는 춤이기에 이를 바라보는 시각 또한 사랑하는 사람의 관점에서 이해할 수밖에 없다. 다시 말해서 춤의 만족도가 바로 얼마나 사랑의 느낌을 가지고 있는 것인가에서 판단할 수밖에 없다는 것이다. 그리고 각 휘겨는 바로 이러한 사랑의 행위의 한 동작으로 볼 수밖에 없는 것이다.

사랑의 춤, 룸바! 하지만 이 춤의 기원이 사탕수수 재배를

Rumba

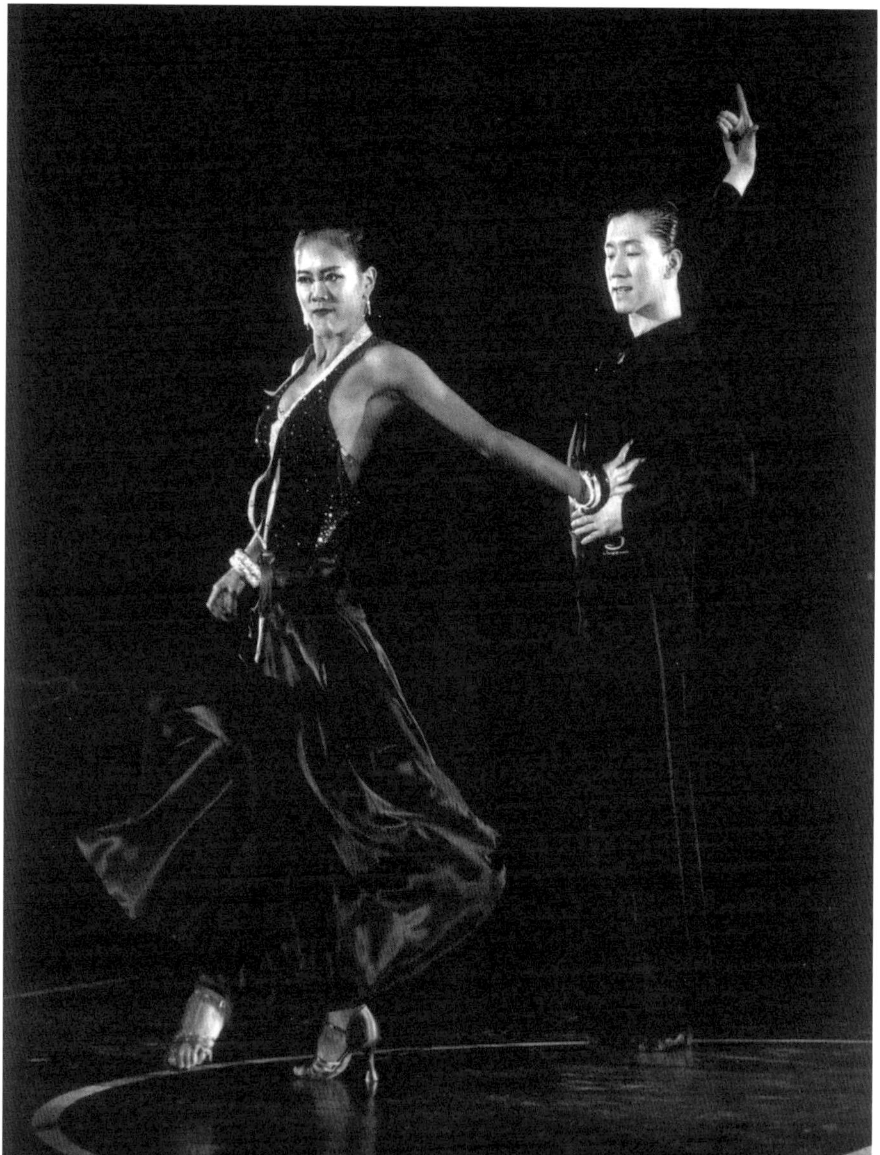

위하여 16세기경 쿠바로 잡혀온 아프리카 흑인 노예의 슬픔 속에서 시작된 것이라면 모두들 놀랄 것이다. 광활한 대지 위에서 마음껏 활개를 치며 살았던 흑인들이 잡혀와 노예 생활을 하게 되었고, 이들이 노역을 할 당시 힘겨움을 이기기 위하여 북 장단의 리듬에 맞추어 소리 없이 움직였다. 하지만 발목에 쇠사슬이 묶여 있어 좌·우 3보밖에는 움직일 수 없었다고 하는데 이 걸음걸이가 지금의 룸바 스텝의 기초가 되었다고 한다. 그리고 이와 관련하여 룸바의 명칭에 대한 유래도 바로 이들이 노역을 하여 거두어들인 사탕수수를 주원료로 하는 술인 럼주에서 시작되었다는 학설도 있다. 룸바가 슬픈 사랑의 춤이 될 수밖에 없었던 것은 아마도 이러한 이유 때문이 아닐까.

럼주 파생설 이외에도 "Rumba"라는 명칭의 유래는 다양하게 나타나고 있는데 그 중 하나가 바로 무더기Heap pile를 의미하는 "Rumba"가 있고, 다른 하나로는 길route을 나타내는 "Rumbo" 등에서 나왔다는 것도 설도 있다. 또 다른 쪽에서는 댄스 밴드를 위해 사용되었던 "롬보소 오케스트라Rymboso orquestra"라는 용어에서 파생되었다는 설도 있다.

룸바 스텝의 3보는 룸바만이 가지고 있는 춤의 독창적인 특징을 이룬다. 음악은 4/4박자인 반면에 스텝은 3보이다. 대신 카운트 4에 몸을 쭉 늘리는 스트레칭의 동작이 이루어지고, 제일 강박자인 카운트 1에 늘렸던 몸을 움츠리는 릴렉스 동작이 일어난다. 그리고 카운트 2 · 3의 체중 이동에 의한 움직임으로 인해 힙 무브먼트가 자연스럽게 생겨난다. 바로 이러한 동작에 의하여 표현되는 힙무브먼트는 모든 라틴아메리칸 댄스의 근간이 되었고, 오늘날 라틴아메리칸 댄스를 배우기 위한 첫걸음을 룸바에서 시작하는 이유가 되었다.

노예들의 슬픈 몸짓이 사랑의 춤으로 승화된 룸바!

이는 삶의 힘겨움을 생활 속에서 춤으로 변화시킨 쿠바사람들의 민족성 때문에 가능했을 것이다. 음주와 가무를 좋아하는 것은 우리 민족과 별반 다를 것이 없지만 쿠바인들의 음악은 애절한 음악이나 신나는 음악이나 자연스럽게 흥이 돋아나게 하는 마력을 지니고 있다.

중앙아메리카로 날아가 멕시코와 베네수엘라 사이의 3,200㎞이상 되는 지역에 마치 진주를 꿰어놓은 실타래처럼 구불구불한 모양으로 늘어서 있는 열대 섬들을 통틀어 카리브 해라고 부르며 다른 이름으로는 서인도제도라고 하기도 한다. 카리브 해에는 25개의 나라가 있는데, 이 중 천만 명 이상의 인구를 가진 가장 큰 나라가 바로 쿠바이다. 비록 1950년대 카스트로 혁명에 의하여 나라 자체의 살림이 어려워졌지만 그들은 삶 속에서 흥겨움을 일구어내는 무엇인가 특별한 것이 있는 민족이다. 그래서인지 그들이 만들어낸 춤은 참으로 다양하고 많기도 하다. 룸바 이외에도 우리에게 너무도 잘 알려진 맘보, 차차차, 그리고 현재 우리나라에서 젊은 사람들에게 선풍적인 인기를 끌고 있는 살사까지 모두 쿠바에서 만들어진 민속춤들이다. 그리고 그 흥겨움은 지금 우리의 문화 속 깊숙하게 들어와 외인 문화의 한 축을 이루고 있다.

자! 이제 룸바 음악을 구입하여 한번 들어보도록 하자. 그리고 음악에 맞추어 여러분이 사랑하는 사람과 함께 조금씩 몸을 흔들어 보라. 그러면 차츰 차츰 룸바의 음악이 혈관을 타고 들어오며 사랑이 들어오는 것을 느끼게 될 것이다. 그러나 사랑하는 사람의 잡은 손을 절대로 놓지 않는 것이 좋을 것이다. 자칫 잘못하면 그 연인도 당신의 품을 떠나 다른 곳으로 갈 수도 있으니 말이다.

2. 다함께 차차차

5, 60년대 우리나라에서 유행했던 노래 가운데 곡명이나 가사에 많이 들어간 단어가 맘보Mambo와 차차차Cha cha cha이다.

"닐리리 맘보", "나포리 맘보", "얼씨구 절씨구 차차차" 등등. 당시 외국문화에 문외한이었던 필자로서는 맘보나 차차차가 고려가요의 "아으 동동다리"처럼 그저 음악 뒷부분에 붙는 새로운 여흥구인 줄 만 알았다.

지금도 거리를 거닐다 보면 간판에 차차차란 상호를 발견하곤 하는데, 대부분의 업종이 노래방과 카센터이다. 아마도 노래방에서 차차차를 상호로 많이 쓰는 이유가 아마도 차차차 음악처럼 흥겹게 놀다가라는 의미일 것이고, 카센터는 차차차가 자신들의 처리 품목인 자동차[車]와 동음이기 때문에 나온 아이디어일 것이다. 게다가 한때는 월드컵 열기와 맞물려 "발로차"에 대한 이미지로 축구동호회 이름을 "차차차"로 정한 곳도 있다고 한다. 아무튼 2000년대에 들어와서 라틴음악의 재도입으로 인하여 차차차에 대한 복고열풍은 다시 시작되었다고 할 수 있으며 심지어는 개그프로그램에 "차차차 부부"라는 코너까지 생기었다.

지금의 할아버지 할머니가 젊음의 열기로 팔팔하셨을 당시에 한 시대를 풍미했던 맘보와 차차차는 모두 쿠바에서 유래된 음악과 춤이다. 그 당시 라틴아메리카의 리듬을 타고 상륙한 맘보와 차차차 때문에 우리나라 여성 사이에는 몸에 찰싹 달라붙는 맘보바지가 크게 유행하였다. 이 바지는 맘보춤의 율

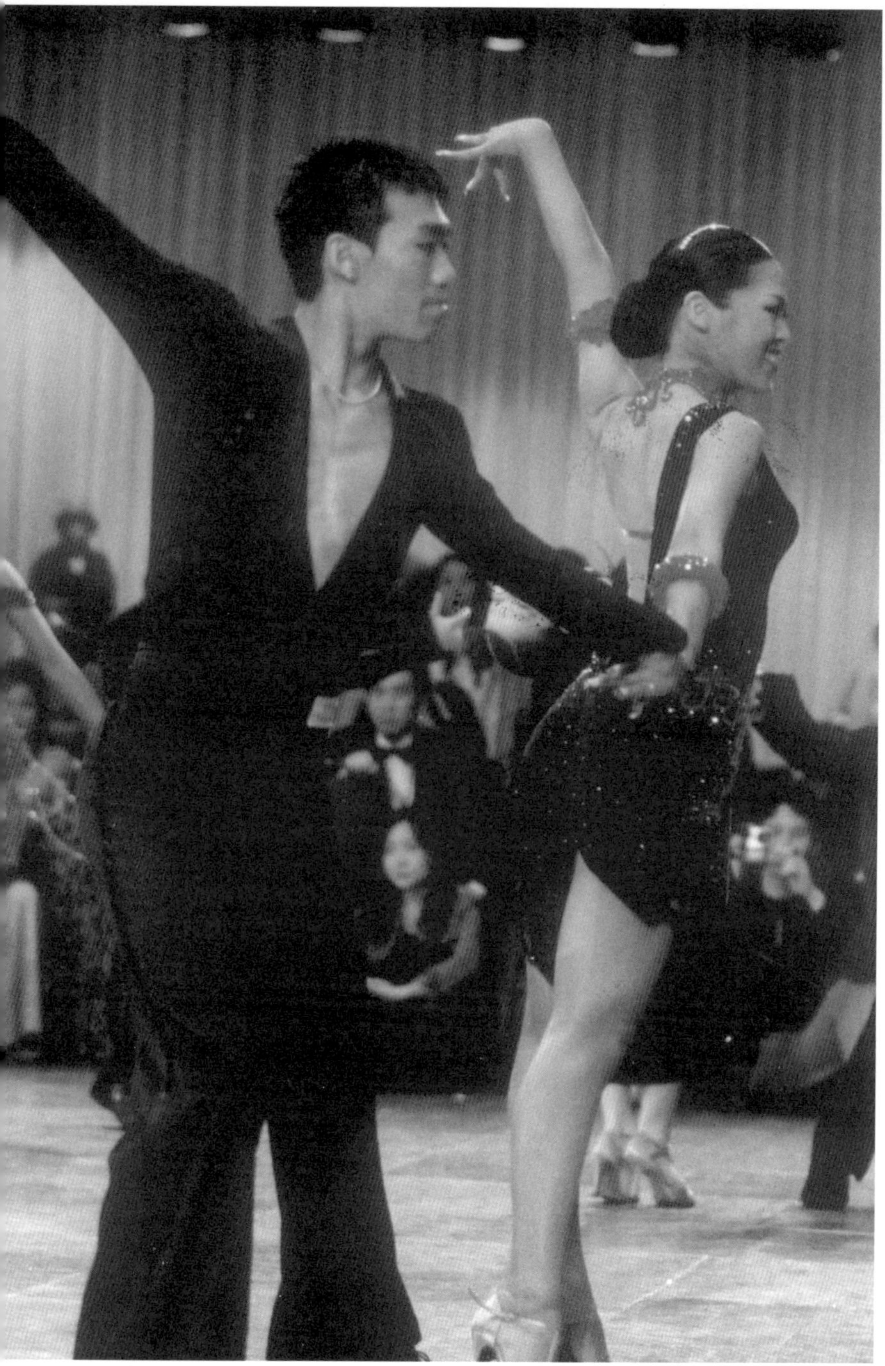

Cha
cha
cha

동을 그대로 살릴 수 있도록 고안된 것인데 당시 한복치마가 주류를 이루던 때라 이러한 형태의 맘보바지는 일종의 파격일 수밖에 없있다. 그도 그럴 것이 조선시대 유교사상이 그대로 적용되던 시절에 남자도 아닌 여성들이 이러한 옷을 입는 다는 것 자체가 곧 말세와도 직결되는 현상이었기 때문이다. 그럼에도 불구하고 유행의 시초는 서양남자들을 주도 상대했던 양공주에서부터 불기 시작하였으며, 수많은 사람들의 따가운 눈총에도 불구하고 점차적으로 일반 여성들에게 퍼져나갔던 것이다.

7, 80년대 그리고 90년대 초반을 풍미했던 "고고", "디스코", "람바다" 등이 지금은 족적도 찾아보기 힘든 마당에 50년대의 댄스문화였던 차차차가 오늘날 다양한 형태로 다가올 수 있었던 것은 바로 차차차가 댄스스포츠의 10종목 중 사람들이 가장 즐기는 춤이기 때문일 것이다. 쿠바에서 제일 늦게 태어났지만 대중적인 인기를 한 몸에 받고 있는 춤 차차차! 이 역시 룸바와 마찬가지로 쿠바에 들어온 흑인노예들의 후손에 의하여 만들어진 춤이다. 하지만 슬픈 몸짓의 룸바와는 다르게 리듬이 경쾌하며 밝고 명랑하여 전혀 새로운 느낌을 준다.

쿠바 사람들은 이전에 추었던 룸바 음악에 트럼펫 같은 관악기들의 강한 리듬을 곁들여 1940년대에 빠른 템포의 새로운 음악과 춤을 만들었는데 그것이 바로 우리가 잘 알고 있는 맘보이다. 이러한 맘보 음악이 우리 귀에 친숙했던 이유는 음악의 형태가 미군에 의하여 들어왔던 스윙과 재즈에 쿠바의 또 다른 춤인 살사Salsa 리듬의 근간을 이루는 son과 guaracha의 원형적인 형태인 아프로 쿠바리듬이 혼합되어 있기 때문이다. 이러한 맘보에 새로운 박자를 가미하여 만들어진 춤이 바로 차차차이다. 때문에 룸바, 맘보, 차차차는 느낌만 서로 다를 뿐 춤의 기본동작은 같은 것이 많다.(이 부분은 댄스스포츠를 접한 사람이라면 모두 동감할 것이다.)

차차차의 형님, 맘보Mambo!

맘보라는 명칭은 특이하게도 쿠바와도 같은 카리브지역에 있는 아이티Haiti 원주민들이 만든 부두교Voodoo의 사제 이름에서 따온 것이다. 부두교는 바로 프랑스가 이 지역을 점령하고 카톨릭 신앙을 강요하였을 당시 반동反動의 형태로 만들어진 종교로 그 기원은 서아프리카 지역의 전통적인 부족 종교에 두고 있다. 이처럼 맘보와 주술종교 부두교의 상관관계가 절대적이었기에 2000년대 새로운 라틴열풍을 몰고 온 리키마틴의 "Living La Vida Loca"에서도 뜨거운 열정으로 춤을 추고 있는 여인을 보고 부두교의 마법에 빠져 있다고 표현했는지도 모른다.

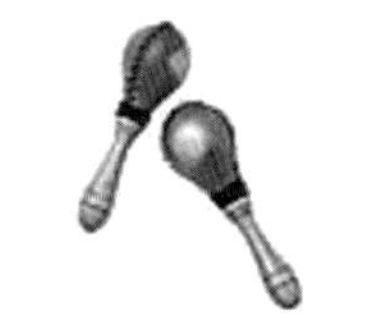

마라카스

하지만 이러한 맘보도 춤을 추기에 불편한 단점이 있으니, 그것은 너무 음악이 빠르다는 것이다. 맘보는 보통 40~45 정도의 BPM[Bit Per Minute] 속도를 가지고 있다. 이 정도의 속도로 맘보를 출 경우 춤을 제대로 추기는커녕 음악을 따라가기가 바쁘다. 특히 나이가 어느 정도 지긋하신 분의 경우 발도 제대로 움직이지 못할 정도이니 많은 사람들이 즐겨 추기에는 무리가 따르는 춤이 아닌가 하는 생각이 든다.

차차차는 바로 이러한 맘보의 형태를 유지하면서도 음악의 속도는 조금 느린 곡조로 대략 30~32정도의 BPM으로 편곡하여 편하게 춤을 출 수 있도록 만들어진 춤이다. 차차차를 출 때 보통 봉고 드럼이나 마라카스라는 악기를 두드리는데 마치 그 소리가 '차차차'처럼 들려 춤 이름도 차차차로 되었다고 한다.(차차차 명칭에 대한 유래는 이밖에도 다양한 설이 있는데 이 학설이 가장 많이 인용되고 있어 이를 택하였다.)

룸바와 마찬가지로 차차차 음악도 4/4박자로 이루어져 있다. 하지만 룸바가 4박자 안에서 3보를 움직이지만 차차차는 반대로 5보를 움직인다. 그래서 카운트가 2, 3, 4&1로 이루어져있고, 이중 4&1에 3보를 움직이기 때문에 이 박자를 다른 말로 차차차 박자라고 부르는 것이다. 이 차차차 박자는 춤추는 템포와 더불어 룸바와 맘보 그리고 차차차를 구분하는 중요한 준거이기도 하다. 다시 말해서 룸바에서 별도의 움직임 없이 스트레칭과 릴렉스로 이루어져있는 4, 1박자를 차차차에서는 빠른 스텝으로 발을 3보 움직이는 형태로 대치하였다는 것이다. 하지만 카운트 4와 1을 분절시킨 것은 룸바에서 직접 이루어진 것이 아니라 바로 맘보의 스텝에서 변형되어 형성된 것이기 때문에 맘보를 차차차의 형님이라고 부르는 것이다.

근자에 와서 차차차 음악은 라틴범주를 넘어서 미국 팝송의 음악과도 조우하여 흥겨운 대중적인 음악으로 거듭나고 있다. 아울러 미국에서도 가장 인기 있는 대중적인 남미의 춤으로 각광받고 있다. 이러한 차차차가 댄스스포츠의 한 종목으로 인정을 받게 된 것은 다양한 춤의 기술과 더불어 춤 안에 스며있는 근육의 긴장과 이완조절이 매우 과학적으로 형성되어 있기 때문이다. 이러한 관점에서 비추어 보았을 때 우리 나라의 젊은이들에게 선풍적인 인기를 끌고 있는 살사는 춤이 전반적으로 릴렉스 동작으로만 이루어져 신체발달에 좋지 않은 영향을 끼치기 때문에 댄스스포츠에서 배제된 것이 아닌가 하는 생각이 든다.(실제로 댄스스포츠를 추는 선수들은 몸이 망가진다 하여 살사를 추지 않는다.)

자! 이제 하루의 일과를 마치고 플로워에 나가서 신나는 음악과 함께 차차차를 추어보자. 잠시 후면 여러분의 이마와 등에 커다란 땀방울이 흘러내리는 것을 느낄 수 있을 것이다. 그렇게 춤을 추다보면 왜 사람들이 노래방 간판에 차차차를 달았고, 개그 프로그램의 "차차차부부"처럼 일상에 삶에 찌들은 부부가 새로운 삶의 즐거움을 찾기 위하여 왜 차차차를 추는지 알게 될 것이다.

3. 웃는 배꼽, 브라질의 삼바

축구, 여전사의 땅인 아마존의 늪지대, 늘씬한 몸매에 비키니를 걸치고 해변을 거니는 코파카바나의 아가씨들 그리고 우리나라 광고로 너무도 잘 알려진 "따봉"으로 유명한 나라 브라질. 본래 인디오들이 정착해있던 곳이어서 동양인이 주를 이루었으나 16세기경 포르투칼인이 이곳을 정복하면서부터 백인이 들어오기 시작했고, 후에 이 포르투칼인들은 목화밭이나 사탕수수밭을 경작하기 위하여 아프리카로부터 흑인들을 데려와 노예로 부리기 시작하면서부터 그야말로 브라질은 백인, 동양인, 흑인의 피가 마구 뒤섞여버린 인종 전시장이 되어버렸다.

시간이 흘러 이들의 피는 섞이고 섞여서 같은 부모 사이에서 황인종, 백인종, 흑인종, 혼합인종 등 다양한 피부색을 가진 아이들이 태어나는 진풍경을 자아내게 되었다. 오죽하면 부모조차도 갓 태어날 아이의 피부색이 무엇인지 예상도 못할까. 하지만 이 나라의 특징은 같은 인종시장인 미국과는 정반대로 인종에 대한 차별이 없다는 것이다. 흑인청년과 백인여인이 서로 정답게 데이트를 하고, 동양소녀와 흑인소년이 서로 친하게 지내는 나라가 바로 브라질인 것이다.

우리나라를 포함한 외국 사람들은 브라질의 어떤 것을 지칭할 때 꼭 어떤 수식어를 붙인다. 그것이 바로 "삼바Samba"이다. 필자는 브라질의 축구를 일컬어 삼바축구라고 하여서 브라질 사람들은 축구를 하는 도중이나 혹은 골 세레머니에 삼바가 들어있는 줄만 알았다. 하지만 아무리 눈을 씻고 봐도 삼바는 보이지 않았다. 아마도 브라질 축구의 리듬감이 마치 브라질을 대표하는 춤인 삼바의 리듬감처럼 느껴져 그렇게 불리어진 것이 아닌가하는 생각이 든다.

거의 다 벗은 듯한 반나체의 여인이 호화로운 장신구를 달며 리오의 카니발에서 마구 흔들어대는 춤 삼바! 하지만 가끔 텔레비전을 통하여 눈요기 정도로 보기만 하였지 정작 브라질의 삼바가 어떤 춤인지 처음부터 끝까지 자세히 본 사람은 많지 않을 것이다. 그만큼 삼바라는 춤은 마치 고전古典의 정의를

Samba

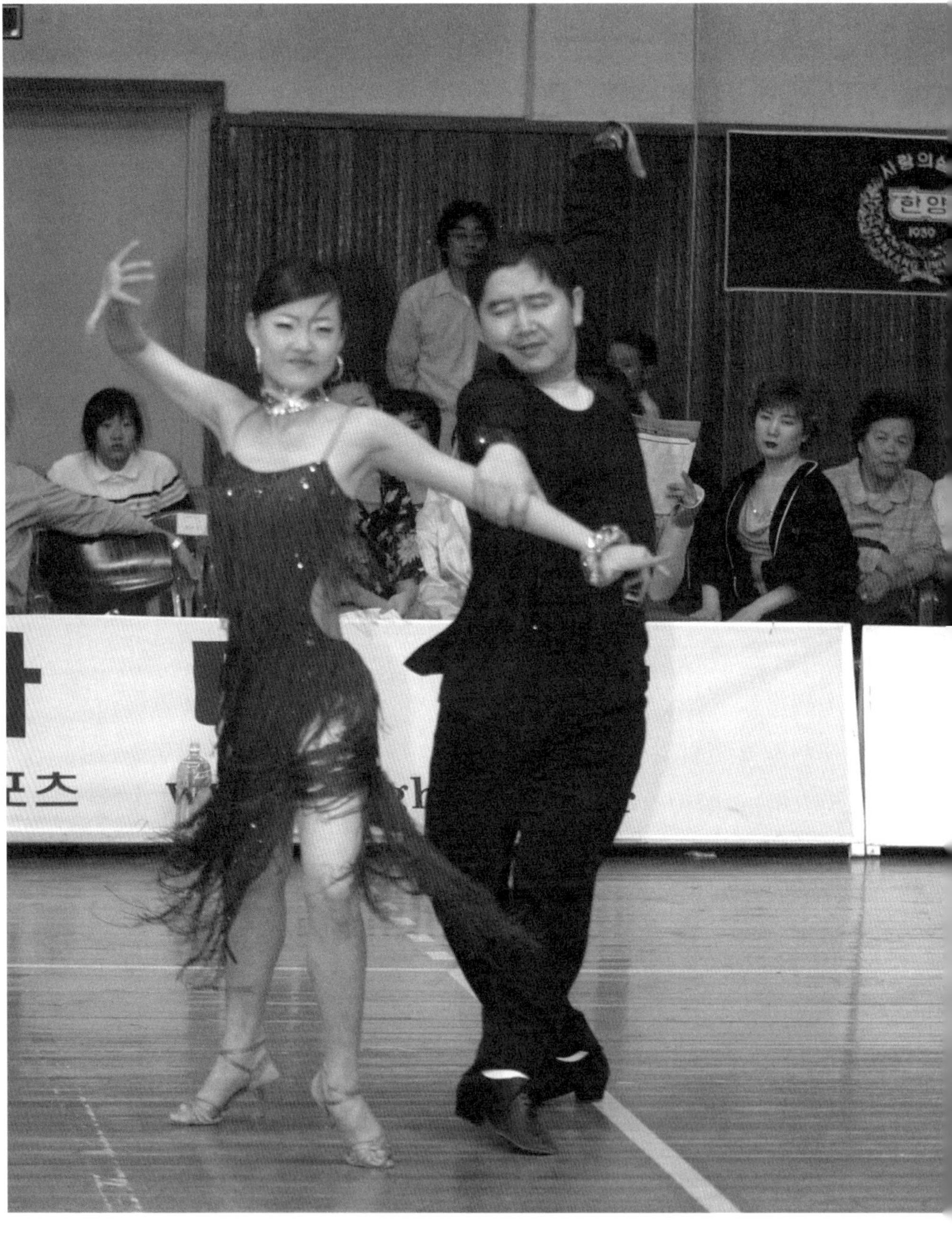

우스개 소리로 "누구나 아는 책이지만 누구도 읽어보지 않은 책"으로 규정하는 것처럼 우리에게 친숙하게 알려져 있으면서도 자세히는 알지 못하는 존재로 인식하고 있다.

삼바와 친숙해지고 잘 알기 위해서는 무엇보다도 삼바 음악을 먼저 접하는 것이 좋을 것 같다. 강하고 빠른 리듬의 음악은 마치 아프리카 흑인들이 밤에 모닥불을 피워놓고 제례를 하면서 북을 치며 흥겹게 춤을 추는 모습을 연상케 할 정도로 다이나믹하다. 이 같은 이유는 삼바도 쿠바의 룸바와 마찬가지로 브라질로 들어온 아프리카 노예들에 의하여 만들어진 춤이며, 그들의 원초적 의식이 다분히 내재되어 있기 때문이다.

삼바라는 명칭은 "배꼽"을 의미하는데 이는 삼바가 아프리카 흑인 특유의 바운스Bounce와 골반 좌우를 흔들어대는 힙 무브먼트가 바탕이 되어 이루어졌고 이러한 율동은 배꼽을 중심을 표현되기 때문이다. 이때 배꼽 부근의 근육이 접혔다 펴졌다 하는 모습이 마치 배꼽이 웃는 모습처럼 보인다 하여 삼바 춤을 속칭 "웃는 배꼽"이라고 표현하기도 한다. 이러한 아프리카 흑인들의 동작에 포르투칼 인들의 전형적인 춤들이 자연스럽게 접목이 되어 지금의 삼바가 만들어지게 된 것이다.

삼바의 춤의 타이밍은 다른 춤과는 약간 다른 형태로 매우 다양하다. 일반적으로 2/4박자의 음악을 사용하는데 스텝은 발

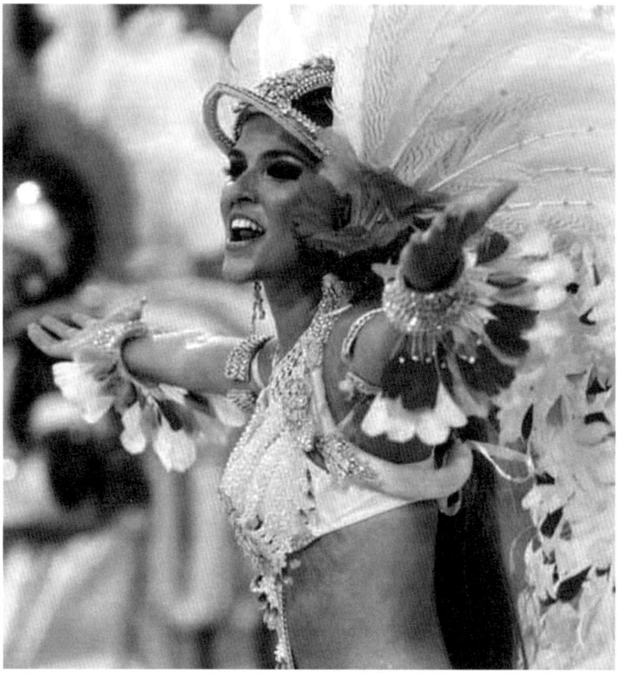

의 앞부분인 토우Toe만을 사용하는 1/4박자의 "a"가 들어가서 보통 "1, a, 2"의 박자를 사용하며 바운스는 체중이 있는 다리의 무릎을 약간 굽히는 형태로 이루어진다.

브라질의 삼바가 세계에 알려지게 된 것은 브라질의 리오카니발 때문이다. 본래 카니발은 고대 그리이스인들의 축제를 의미하는 것이지만 지금은 리오 카니발이 대명사가 되어버렸다. 리오카니발은 매년 2월이나 3월의 사순절이 시작되기 전주의 토요일 정오에 시작한다. 이날만큼은 신분 고하의 구별 없이 모두 왕비같은 옷차림으로 길거리를 활보할 수 있으며 처녀들은 마치 신데렐라를 꿈꾸는 사람처럼 금속 장식의 번쩍이는 옷에 팬티 모양의 탕가를 입어 속살을 최대한 내놓는다. 마치 자신의 몸매를 한껏 자랑하며 자신에게 구혼을 청할 왕자님을 기다리는 모습처럼 말이다.

이러한 리오축제는 주로 가난한 사람들이 주류를 이루는데 빈민을 뜻하는 파벨라의 판자촌에 사는 이들은 이른바 삼바학교(에스콜라 디 삼바)를 만들어 삼바에 대한 대중문화를 이에 접목시켰다. 일반적으로 카니발이 끝나고 나면 그들은 내년에 있을 카니발에 보다 좋은 성적을 얻어내기 위하여 갖가지 준비에 들어간다. 삼바의 주제를 살리기 위한 음악 제작과, 행렬에 꾸밀 꽃수레 작업, 이에 대한 리허설까지 아주 완벽하게 준비하는 것이다. 이러한 이유는 카니발에서 우승을 하면 상금과 트로피 그리고 영예를 얻기 때문이다.

이렇게 이들이 리오카니발을 준비하는 기간은 무려 1년. 축제의 흥겨움에 인색한 우리에게는 상상할 수도 없는 일이다. 하지만 이들의 이러한 노력이 삼바와 리오카니발을 세계의 문화로 올려놓은 것이 아닐까. 이 때문에 가끔 삼바 춤을 추다보면 언제쯤 가서야 우리나라의 탈춤이 세계의 문화중심에 우뚝 솟아오를 수 있을까 하는 생각에 빠지게 되고 그 성취가 어렵다고 느껴질 때 참참한 마음만 가득한 것은 어쩔 수 없는 일인 것 같다.

4. 벌레들의 광란 - 미국의 자이브

70년대를 풍미했던 스웨덴의 혼성 4인조 그룹 ABBA! 듣기 쉬운Easy listening 곡을 싫어하는 미국에서는 별다른 인기가 없었지만 우리나라에서는 발표하는 곡마다 선풍적인 인기를 끌었고 많은 가수들이 그들의 노래를 번안하여 부르기도 하였다. 그중 그들의 대표곡인 "Dancing Queen"은 미국에서도 호평을 받은 곡으로 언제 들어도 신나고 흥겹기만 하다. 필자는 이 노래를 들을 때마다 노래 제목처럼 그녀가 과연 어떤 춤의 여왕일까 하는 의문을 가져보기도 했다. 그런데 그 해답이 노래 안에 들어 있었다.

"You can dance. You can jive."

그 춤은 바로 자이브Jive였다.

영국 록그룹인 Queen이 미국의 록큰롤 풍으로 불렀던 "Crazy little thing called love"에서 사랑이라고 표현했던 춤! 자이브. 댄스스포츠 대회에서는 국제대회 규정상 마지막으로 추는 춤으로 이미 앞서 4종목의 춤을 추느라고 모든 힘을 소

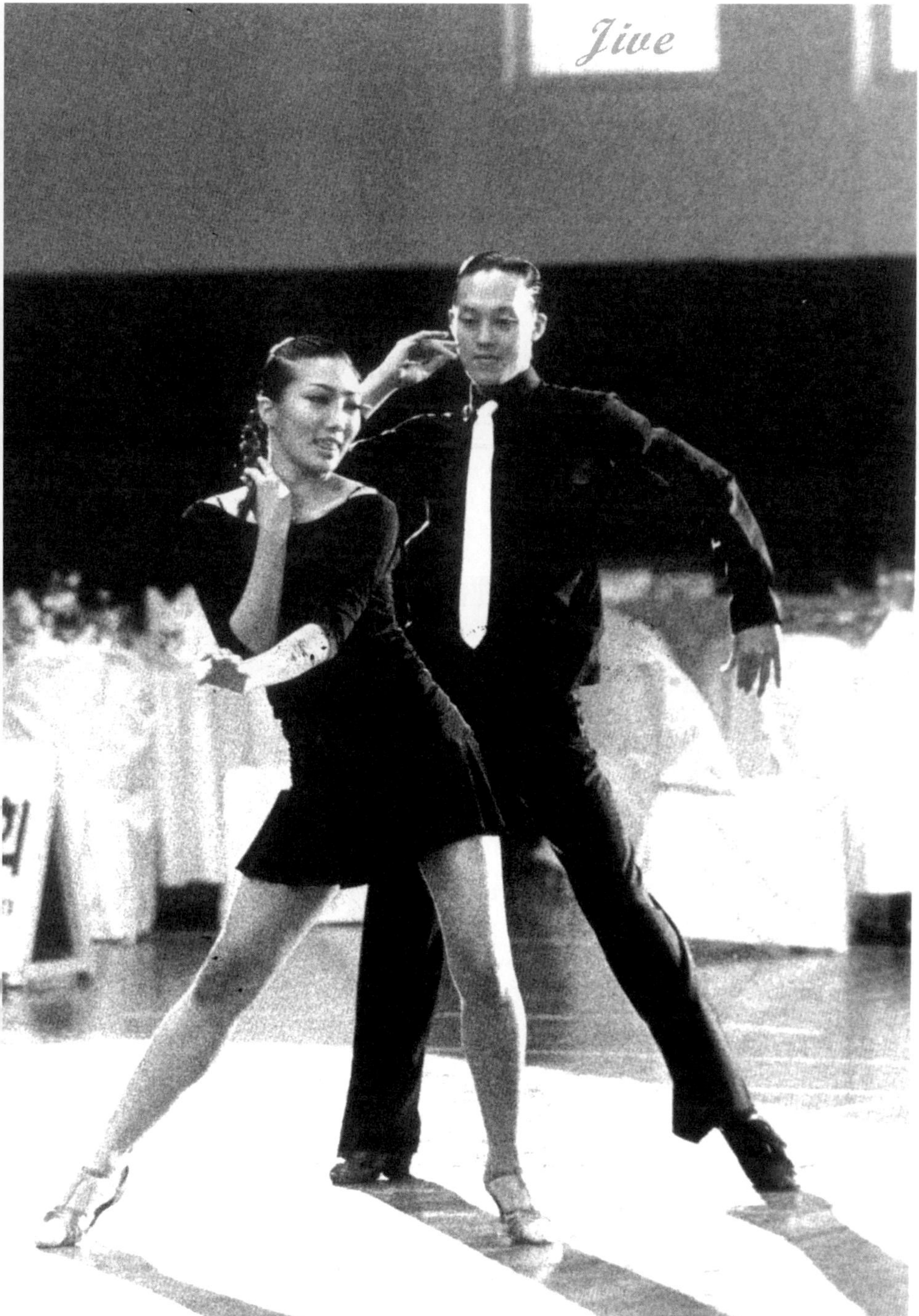
Jive

진한 선수들이 마지막 힘을 모두 짜내서 추는 춤이라 하여 우리나라에서는 "짜이브"라고 부르기도 한다. 록큰롤 리듬의 흥겨움과 함께 가장 즐겁고 가벼운 마음으로 추는 춤으로 라틴 아메리칸 댄스 중 가장 빠른 느낌을 주며 우리나라에서도 대중적인 인기를 가장 많이 받고 있다.

미국에서 생겨난 자이브는 쿠바의 룸바나 브라질의 삼바처럼 흑인에 의하여 만들어졌다. 그러나 미국의 흑인들이 사용한

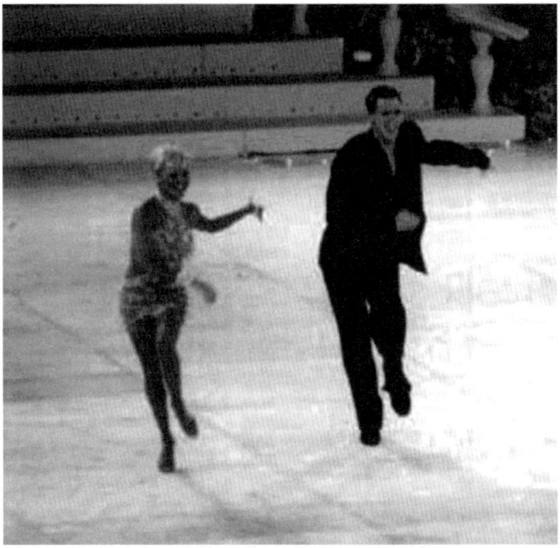

음악의 리듬은 쿠바나 브라질의 그것과는 사뭇 다르다. 유럽이나 아메리카 지역에서 아프리카 흑인들을 노예로 데려올 당시 지역 특성상 서아프리카 지역의 흑인들을 많이 끌고 왔다. 이

들은 자신의 고향 리듬과 서양의 선율에 맞추어 새로운 퓨전 리듬들을 개발했는데 그것이 바로 아프로Afro 음악이다. 그래서 일반적으로 음악 속에 아프리카의 전통적인 악기와 리듬이 들어갈 경우 지역명을 붙여 아프로쿠반, 아프로브라질, 아프로아메리카 음악이라고 부르는 것이다.

미국의 흑인들은 그들의 느낌과 정서에 백인들의 음악을 접목시켰는데 그것이 바로 래그타임Ragtime이라는 음악이며 이것은 후에 미국의 대표적인 음악인 재즈Jazz의 모태가 된다. 재즈는 다양한 리듬의 변신을 통하여 여러 갈래로 갈라지게 되는데 이중 경쾌한 리듬 속에 탄생한 음악이 바로 스윙Swing, 록큰롤Rock'n Roll, 부기우기Boogie Woogie 등이며, 당시 미국인들은 백인, 흑인 너나할 것 없이 이러한 음악에 맞추어 조금은 과장되고 익살맞으며 야간의 아크로바틱acrobatic한 형태의 춤을 추었는데 이것이 바로 스윙, 린디 홉Lindy Hop 등이다. 1920년대 후반 이러한 춤들은 미국의 젊은이들에게 널리 퍼져 "젊음"의 대명사가 되어버렸다. 그러나 일반 무도장에서는 이 춤을 금지시키려고 노력했다. 왜냐하면 기존의 댄스 유형이 시계 반대방향으로 흐르는 것으로 보편화되어 있는 만면 이 춤의 흐름은 너무도 자유로워 자주 충돌을 일으켰기 때문이었다. 이로 인하여 나이가 든 층에서는 이 춤을 반대하게 되었고, 이들의 요구에 의하

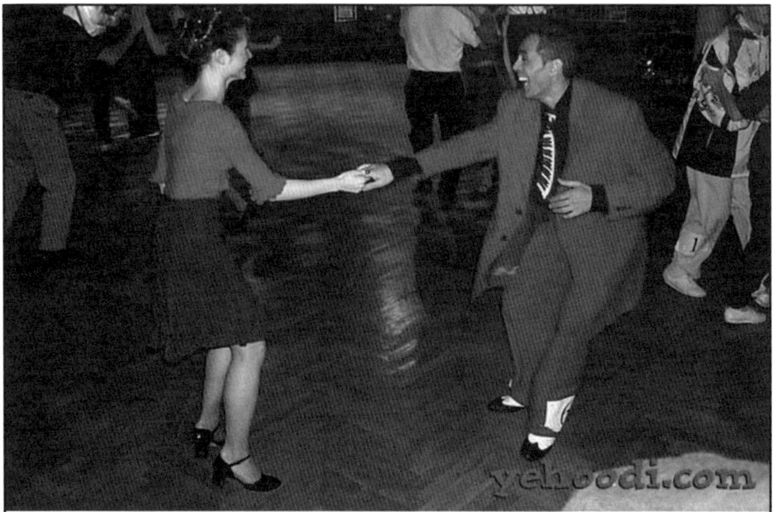

자이브의 전신인 스윙을 추는 장면

여 무도장도 출입을 금하려 했던 것이다. 그러나 이러한 유형의 춤에 대한 열기는 식을 줄 몰랐고, 계속적으로 지역에 따라 다양한 형태로 번져 나가게 되었다. 이중 훗날 자이브에 커다란 영향을 끼친 춤이 바로 East Coast Swing인데 이 춤의 기본 카운트가 자이브와 같은 6카운트로 이루어져 있기 때문이다.

1934년 "Savoy in Harlem"이라는 곳에서 이러한 유형의 춤들이 유행하였는데 무대 위에서 추고 있는 이들의 모습을 보고 사람들은 "like the frenzy of Jittering bugs"라고 표현했는데 이 말은 바로 많은 젊은이들의 춤추는 모습이 마치 날뛰는 벌레의 광란처럼 보였기 때문이었다.(상상이 가지 않으면 영화 "Back to the future"에서 마이클 제이 폭스의 연주에 맞추어 젊은이들이 춤추는 장면을 보면 이해가 갈 것이다.) 이후 이 춤의 명칭은

"Jitterbug"으로 불리게 되었으며 제2차 세계대전 때 미국의 군인 즉 G.I.s에 의하여 각 나라에 퍼지게 되었다.

이 즈음 지터벅은 일본을 통하여 우리나라에 들어오게 되었는데, 일본사람들은 지터벅이란 발음을 할 수가 없어서 "지루바"라고 변형하여 불렀고, 이러한 명칭은 아무런 여과 없이 우리나라에 들어와서 "지루박"이 되었다. 하지만 이 지루박을 우리나라 사람들이 추기에는 이질적인 문화 형태 때문에 다소 무리가 따랐다. 왜냐하면 당시 우리나라의 여인네들은 치마 길이가 길은 한복을 주로 입고 있었기 때문이었다. 긴치마를 입고 껑충껑충 뛰어다니며 춤을 추기에는 불편한 점이 많았고 게다가 땀을 흘리기 싫어하는 양반가의 유교적 습성도 한 몫을 했다. 오죽하면 구한말 사람들이 땀을 흘리며 테니스를 치고 있는 모습을 보고 고종황제가 "저 힘든 것을 왜 하는지 모르겠네. 그냥 하인에게 시키면 될 것을…"이라고 했을까.

문화는 지역의 특성, 기후, 정서에 따라 변한다는 말처럼 미국의 지터벅은 우리나라에 들어와서 완전히 다른 모습으로 변모하게 되었는데 이것이 바로 한국 캬바레의 대표적인 춤 지루박인 것이다. 기존에 지터벅을 추던 사람도 이 춤을 배우기 위해서는 처음부터 다시 배워야할 정도로 춤의 형태는 바뀌었지만 여섯박자의 리듬은 그대로 남아있어 요즘 한국의 무도장에서 지루박 음악에 자이브를 추는 모습을 많이 볼 수 있다.

이러한 지터벅이 영국에 전해지게 된 것은 제2차 세계대전이 막바지에 다다를 무렵인 1942년에서 1945년 사이였다. 다른 나라 전달 과정과 마찬가지로 미국의 군인들에 의하여 소개된 이 춤은 처음부터 영국민들 사이에서 선풍적인 인기를 끌었다. 그러나 이들은 세계 각국의 춤을 받아들여 그들의 춤으로 다시금 재 탄생시켰던 오랜 습관처럼 이 지터벅 또한 원형 그대로 받아들여 춤을 추지는 않았다. 기존 지터벅의 특징인 원스텝을 샷세로 변형시켜 투스텝 혹은 트리플 스텝으로 변형시켰고, 우스꽝스러운 동작과 재주를 피우는 아크로바틱한 요소를 과감하게 없애버리는 대신 여러 가지 동작을 깔끔하게 정리하였던 것이다. 아울러 지터벅이란 명칭 또한 바꿔서 "자이브"로 부르기 시작하였고 1950년 영국황실무도교사에서는 공식적으로 이 명칭을 사용할 수 있도록 승인했다. 그래서 지금도 미국 스윙에 대한 자료를 보면 자이브는 인터네셔널 스타일의 스윙 혹은 지터벅으로 규정하고 있다. 영국 사람들이 왜 이 춤의 명칭을 자이브로 바꾸었는지 알 수는 없지만 자이브란 말이 미국 속어로는 "번지르한, 싸구려 상품, 넌센스, 야유" 등의 의미를 지니고 있는 것으로 보아 식민지국이었던 미국 문화에 대한 영국의 자존심이 내재되어 있는 것이 아닌가 하는 생각이 든다.

다른 라틴아메리칸 댄스가 수평적 이동의 형태로 춤을 추는 반면 자이브는 발을 높이 들어 움직이는 수직적 형태로 춤을 춘다. 또한 모든 스텝은 토우Toe로 이동하며 체중은 앞쪽에 둔다. 이러한 형태의 춤은 춤추고 있는 모습이 마치 달을 거닐고 있는 문워크moon walk의 형태로 보여 댄서들이 마치 무게를 전혀 느끼지 않고 춤을 추고 있는 것처럼 보인다. 온 몸을 흔드는 강렬한 동작! 그리고 음악을 듣고만 있어도 어깨가 저절로 움직이게 하는 춤 자이브! 어려워 보이지만 결코 어렵지 않은 춤 자이브! 이제 여러분도 마음만 먹으면 자이브를 출 수 있다. 신나게 흔들어 보라. 어느 새 여러분은 Dancing King, Dancing Queen이 되어 있을 것이다.

5. 투우의 미학 – 스페인의 파소도블레

수많은 관중들이 운집한 투우장!

환호와 함성이 가득하지만 무대 가운데에서 서로를 주시하고 있는 검은 소와 투우사Matador에게는 오직 상대만이 존재할

뿐이다. 마치 시퍼렇게 칼을 갈아놓은 듯 날카로운 뿔을 내세우며 돌진의 자세로 투우사를 노려보고 있는 검은 소. 그리고 빨간 천인 케이프를 이리저리 흔들며 검은 소가 돌진하기만을 신중하게 기다리는 투우사.

이윽고 검은 소가 흙먼지를 일으키며 무서운 속도로 돌진하면 투우사는 아슬아슬하게 비켜가듯 피하고 계속적인 공격 속에 마침내 힘이 빠진 소가 지쳐 허덕일 때면 드디어 "진실의 순간"이 다가온다. 투우사는 지쳐있는 소 정면에서 칼을 들어 검은 소의 심장을 향해서 힘껏 찌르면 죽음 앞에 고독하게 싸워왔던 한 마리의 소는 이렇게 운명을 마감하는 것이다. 그리고 싸움에서 승리한 투우사에게는 관중들의 환호와 죽은 소의 귀를 선물로 주는 형식으로 승리에 대한 명예를 수여한다.

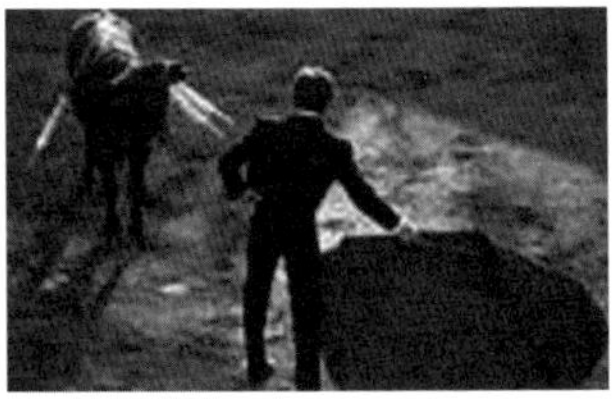

이처럼 피를 튀기는 원시적인 잔혹성이 있는 것이 바로 이 투우이지만 그 안에는 스페인에서만 느낄 수 있는 쾌감과 짜릿함이 존재하고 있다.

아람브라 궁전, 돈키호테 그리고 이슬람문화와 카톨릭 문화가 혼합되어 다채롭고 독창적인 문화 형태를 보여주는 나라.

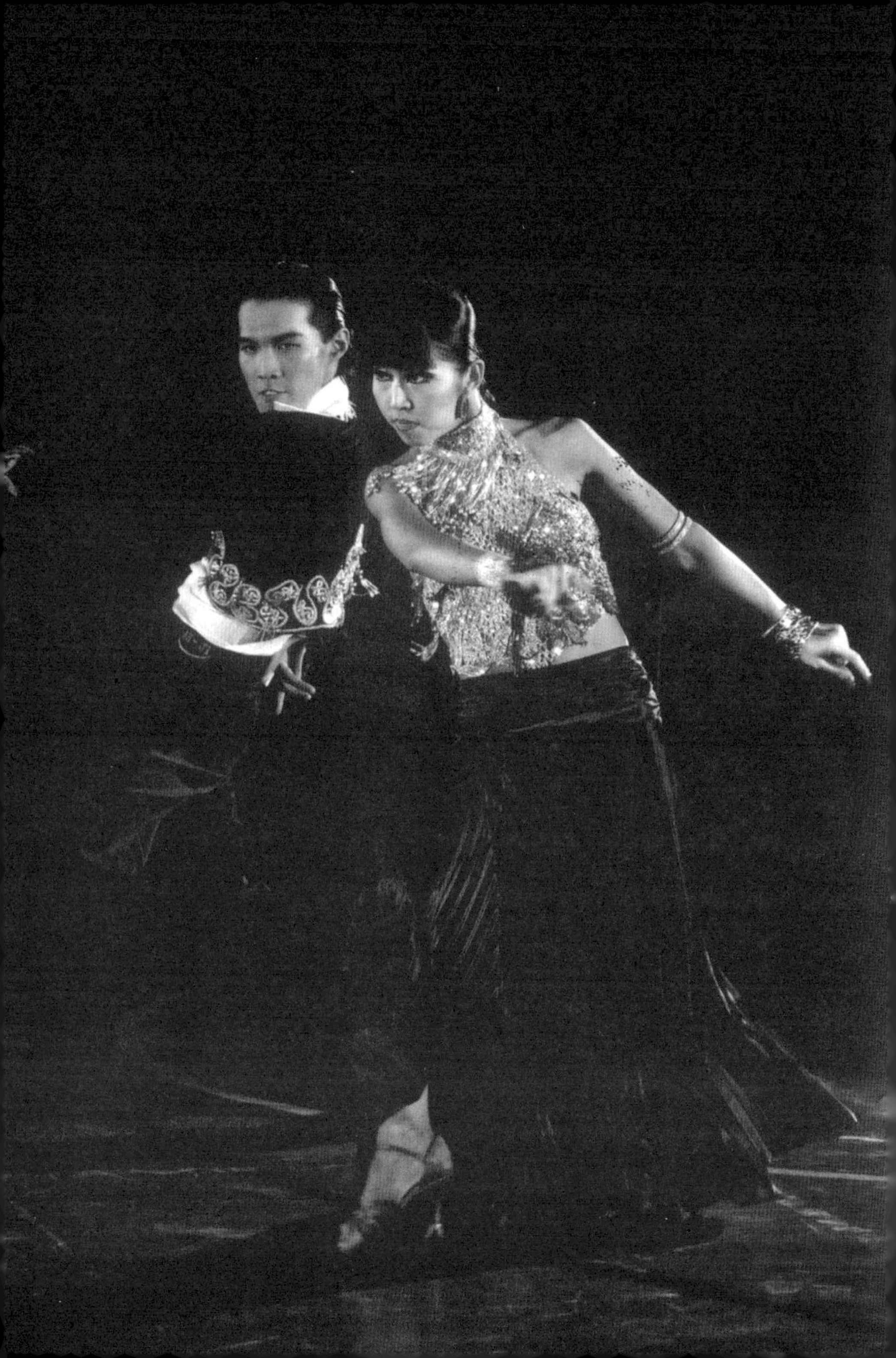

그리고 투우와 집시댄스의 상징인 플라멩고[Flamenco]로 대표되는 나라 스페인. 이러한 문화에서 보여주는 이미지는 강렬하고 공격적인 것이어서 스페인을 정열의 나라라고 부르는 것인지도 모른다.

댄스스포츠 라틴종목 중 가장 남성적인 춤인 파소도블레는 바로 스펜인의 투우와 플라멩고를 바탕으로 하여 만들어진 춤이다. 파소도블레라는 명칭은 Paso[Step]와 Doble[Double]의 합성어로 더블스텝을 의미한다. 일반적으로 댄스스포츠의 라틴아메리칸 댄스의 형태가 남성이 리드 속에 여성을 꽃처럼 보호하며 여성의 화려함을 극대화시키는 것에 중점을 두고 있지만 파소도블레의 경우 그와는 정반대의 느낌으로 춤을 추어야 한다. 남자는 투우사의 역할을 하고 여자는 붉은 망토인 케이프 혹은 황소의 역할을 표현한다. 때문에 춤 속에서 남자는 매우 당당하고 공격적인 남성미를 연출해야 하며 여자는 그 주변에서 남자를 돋보일 수 있도록 춤을 추어야 하는 것이다.

이러한 투우의 원형적인 형태 속에 대부분의 춤 자세와 팔동작 등은 스페인의 전통 집시 댄스인 플라멩고에 기초하여 이루어진다. 그래서 혹자들은 파소도블레 춤 안에서 시선을 위로 올리면 투우의 당당함이 나타나고 시선을 아래로 내리면 플라멩고의 정열이 나타난다고 말을 하기도 한다.

춤의 형태가 남성적인 것처럼 파소도블레의 음악 또한 투우사들이 투우장에 입장할 때 연주되는 행진곡풍으로 되어있다. 특히 이중 Spanish Gypsy Dance 혹은 Espana Cani로 불리어지는 행진곡은 파소도블레 음악의 고전으로 대부분의 파소도블레 음악은 이 느낌에 기초를 두고 만들어졌다. Espana Cani는 보통 2/4박자나 6/8박자이며 2분 정도의 음악 안에 3막 형태의 리듬으로 구성되어 있다. 이 때문에 댄스스포츠 경기장에서는 대부분 이 음악만을 사용하고 있고 선수들 또한 이에 맞추어 춤의 순서를 총 3막으로 구성하고 마지막 부분에 클라이막스 동작을 연출한다.

다이나믹한 동작과 공격적인 눈동자 그리고 그 안에서 이루어지는 아름다움의 표현들! 바로 처절한 피의 향연을 예술적으로 승화한 파소도블레의 모습이다. 그러나 정작 우리나라에서는 이러한 춤이 댄스스포츠 경기나 시범이외에는 보기가 힘들다. 또한 댄스스포츠를 가르치는 곳에서도 시합에 나가는 선수이외에는 교육이 잘 이루어지지 않고 있다. 때문에 파소도블레를 삼바와 더불어 댄스스포츠의 전문적 범주에 포함시키고 있는 것인지도 모른다.

1992년 호주에서 만든 영화 “Dancing Hero”에는 파소도블레를 새로운 춤으로 소개하고 있는데 마지막 장면에서 주인공

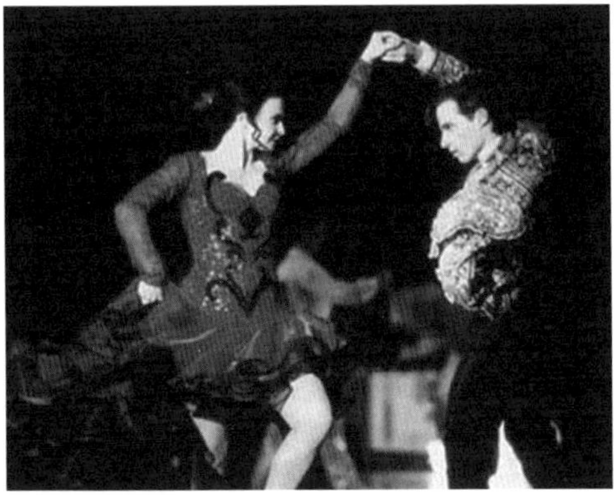

인 폴 머큐리오가 굳게 다문 입술 속에 머리칼을 휘날리며 무릅을 꿇고 회전하여 입장하는 모습은 이 영화의 백미이다. 협잡과 질시가 난무하는 범태평양 댄스스포츠 대회에 리듬처럼 흐르는 심장 박동과 혈관을 타고 강하게 흐르는 젊은 피, 그리고 거세게 몰아치는 숨소리 속에 연출되는 폴 머큐리오[스콧분]와 타라 모리스[프랜분]의 파소도블레는 그야말로 오염된 모든 것을 다 씻어버리고 선수와 관객이 하나가 되는 화합의 장으로 변모시키기에 충분하였다.

스페인의 문화 속에 투우와 플라멩고에 묻혀 잘 나타지않는 춤 파소도블레! 그러나 이미 스페인의 양대 문화를 모두 흡수하여 대중 속에 사랑을 받아오고 있는 춤이 되어버리고 말았다. 오늘 저녁 집에 돌아가는 길에 비디오숍에 들려서 영화 "댄싱 히어로"를 빌려보는 것은 어떨까? 아마도 여러분은 파소도블레의 눈부신 동작에 끌려서 여러 번 비디오테이프를 되돌려 보게 될 것이다.

제 6 장

모던스탠다드 댄스의 기원

1. 파도치듯 부드럽게 흘러가는 왈츠[Waltz]

어느 날 시내 레코드점에 들어가서 음악 시디를 고르고 있었을 때였다. 마음에 드는 음악을 찾기 위하여 이 음반 저 음반을 고르면서 한참이나 시간을 보내고 있을 때 문득 귓가에 너무도 부드러운 음악이 들려왔다. 너무도 선명한 바이올린의 선율은 나의 심장을 마구 두드렸고 몸은 마치 구름 위를 사뿐히 걸어가는 느낌이었다. 나는 곧 바로 카운터에 찾아가 이 음악이 무엇이냐고 물어보았고 주저 없이 그 음반을 구입했다. 그 음악은 바로 씨크릿 가든[Secret Garden]의 “Serenade to Spring” 이라는 곡이었다.

그리고 며칠 후 댄스스포츠 대회를 관람하게 되었는데 바로 그 곡에 맞추어 사람들이 왈츠를 추는 것을 보게 되었다.

한번에 반한 음악에 왈츠를 추는 사람들의 모습!

음악의 아름다움과 왈츠의 우아함이 결합되어 펼쳐지는 동작들은 미의 극대화를 느끼기에 부족함이 없었다. 3/4박자의 이 아름다움은 한 동안 나의 뇌리 속에서 지워지지 않고 그 잔상은 지금도 남아있다.

비엔나 왈츠의 빠른 동작과 구분 짓기 위하여 통상 슬로우 왈츠라고 부르기도 하는 이 왈츠는 "선회하다"라는 의미를 지닌 독일의 walzen에서 유래하였다고 하는 것이 일반적인 학설이다. 그러나 무릎을 굽혀 내려갔다 다시 발뒤꿈치를 들어 몸을 쭉 뻗으며 춤을 추는 모습이 마치 파도가 부드럽게 밀려갔다 밀려오는 모습과 비슷하다 하여 Waltz를 "파도치다"라는 뜻으로 해석하는 사람도 있다.

현재 댄스스포츠에서 추고 있는 슬로우 왈츠는 흔히 퀵 왈츠로 불리는 비엔나 왈츠에서 기원된 것이나 슬로우 왈츠로 정착되기까지는 1870년경 미국에서 보스톤[Boston]이라고 불리는 비엔나왈츠의 변종과도 같은 춤과 오스트리아 민속춤인 랜들러[Landler]에서 영향을 받았던 것으로 보인

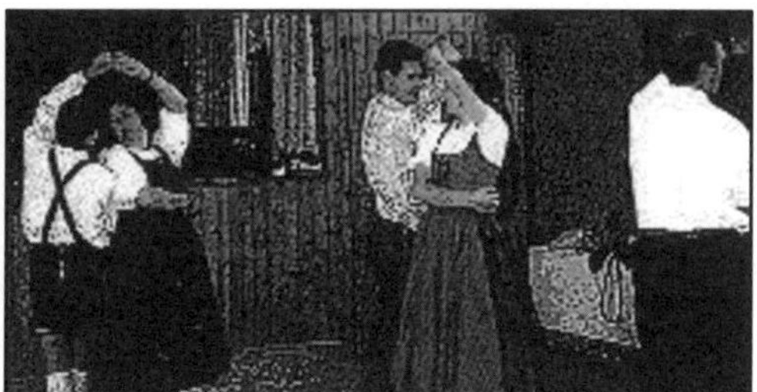
오스트리아의 민속춤 랜들러

다. 이 같은 이유는 비엔나 왈츠가 보통 1분에 60BPM의 속도로 추었던 반면에 보스톤은 1분에 약 30BPM의 속도로 현재의 슬로우 왈츠와 비슷하기 때문이다. 또한 비엔나왈츠가 8개정도의 적은 휘겨들로만 구성되어 주로 원무형태로 춤을 추는 반면 보스톤은 지금의 왈츠처럼 다양한 휘겨들로 구성되어 있고 기본적인 자세도 지금의 볼룸댄스가 보여주는 자세의 근간을 이루고 있기 때문이다.

랜들러는 오스트리아 "Landi ob der Enns"라는 지방에서 유행했던 춤으로 3박자의 리듬이긴 하지만 지금의 왈츠처럼 크로즈드 홀드로 추는 춤은 아니었다. 오히려 포크댄스적인 요소가 강해서 서로 손을 잡고 움직이며 떨어졌다 붙었다 하는 동작들의 반복이 주류를 이루고 있었다. 이 랜들러는 영화 속에서 볼 수 있는데 뮤지컬 영화의 고전이라 할 수 있는 "The sound of music" 중에서 마리아와 트랩 대령이 추는 춤이 바로 그것이다.

초창기의 랜들러는 무거운 신발을 신고 춤을 추었다고 하는데 다양한 언더암 턴[Under arm Turn]과 깡충깡충 뛰고 손바닥을 치며 발을 구르는 형태였다. 그러나 1800년경에 들어서면서 가벼운 신발을 신고 춤을 추게 되었으며 템포는 느려졌지만 왈츠와 같이 계속해서 미끄러지는 듯한 회전의 동작이 나타났다.

Waltz

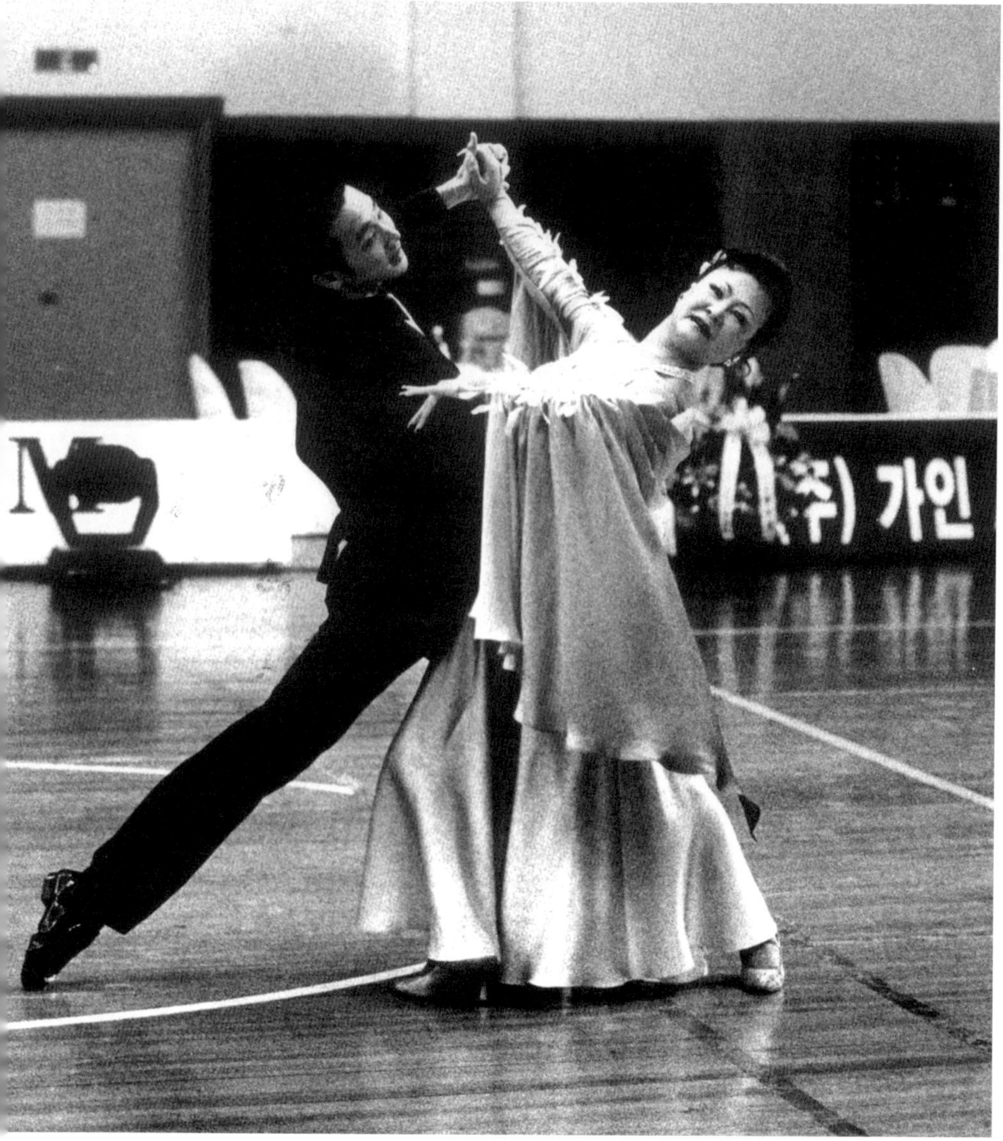

1910년경 영국에서는 랜들러와 보스턴의 여러 가지 동작 중 좋은 요소들을 도입해와 오늘날과 같은 모던 왈츠의 형태로 만들었다. 기존의 비엔나왈츠가 가지고 있는 템포에 비하여 절반밖에 안되었기에 보다 다양한 휘겨를 만들 수 있었다.

모던스탠다드 댄스의 근간을 이루는 왈츠는 초보자가 처음 모던스탠다드 댄스를 접하였을 때 제일 먼저 배우는 춤으로 기본 몸 동작, 체중을 싣는 방법 등 모던을 추기 위한 기초자세가 모두 이 안에 들어있다. 이 춤의 움직은 첫 박자에 상체를 가속으로 회전하는 것처럼 스윙시키고, 회전의 중심으로 몸을 기울여 스웨이Sway하고 두 번째 세 번째 박자에 양발의 발끝으로 위로 라이즈Rise하는 동작으로 이루어진다.

2. 불의 입맞춤 탱고Tango

불의 입맞춤Kiss of fire, 혹은 치명적인 유혹이라고 불리는 춤 탱고! 별칭에서 느낄 수 있는 것처럼 그 이미지는 매우 강렬하고 섹시하다. 알파치노가 주연했던 영화 “여인의 향기”가 별볼일 없는 영화에서 일약 대작으로 변신할 수 있었던 것도 거의 마지막 부분에 “Por una cabeza”음악에 맞추어 알파치노가 추었던 탱고 때문이었다. 오죽하면 "타이타닉"으로 유명한 제임스 카메룬 감독이 그의 작품 "투루 라이즈"에서 바로 이 음악을 사용하여 패러디를 했을까.

반도네온과 하체의 미학으로 대표되는 춤 탱고! 탱고라는 명칭조차도 라틴어로 "만지다"라는 뜻을 가지고 있는 "Tangera"라는 말에서 유래가 된 것으로 이름에서 주는 느낌 또한 매우 감각적이며, 처음 탱고를 배우기 시작하여 탱고에 맛을 들이면 평생 탱고만 추게 된다고 할 정도로 탱고가 가지고 있는 매력은 대단하다. 아코디언과 비슷하게 생긴 악기인 반도네온에서 나오는 음색은 우울하지만 황홀하며, 무엇인가 갈구하는 듯한 인간의 감정이 그대로 묻어 나온다. 그리고 그

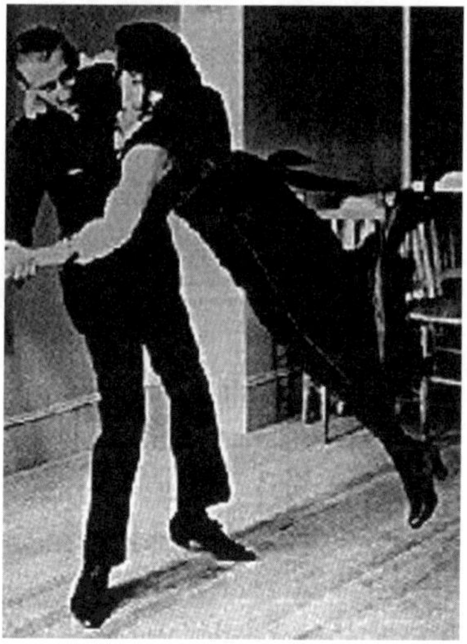

안에서 연출되는 하체의 조화는 매우 긴장하여 보이는 듯하지만 이완된 템포가 있고, 때론 신속함 속에 정확성이 결합되어 마치 잘 짜여진 무술을 보는 듯하다. 하지만 상체는 성욕을 느낄 정도로 감각적이며 때론 명상적이기도 하다.

Tango

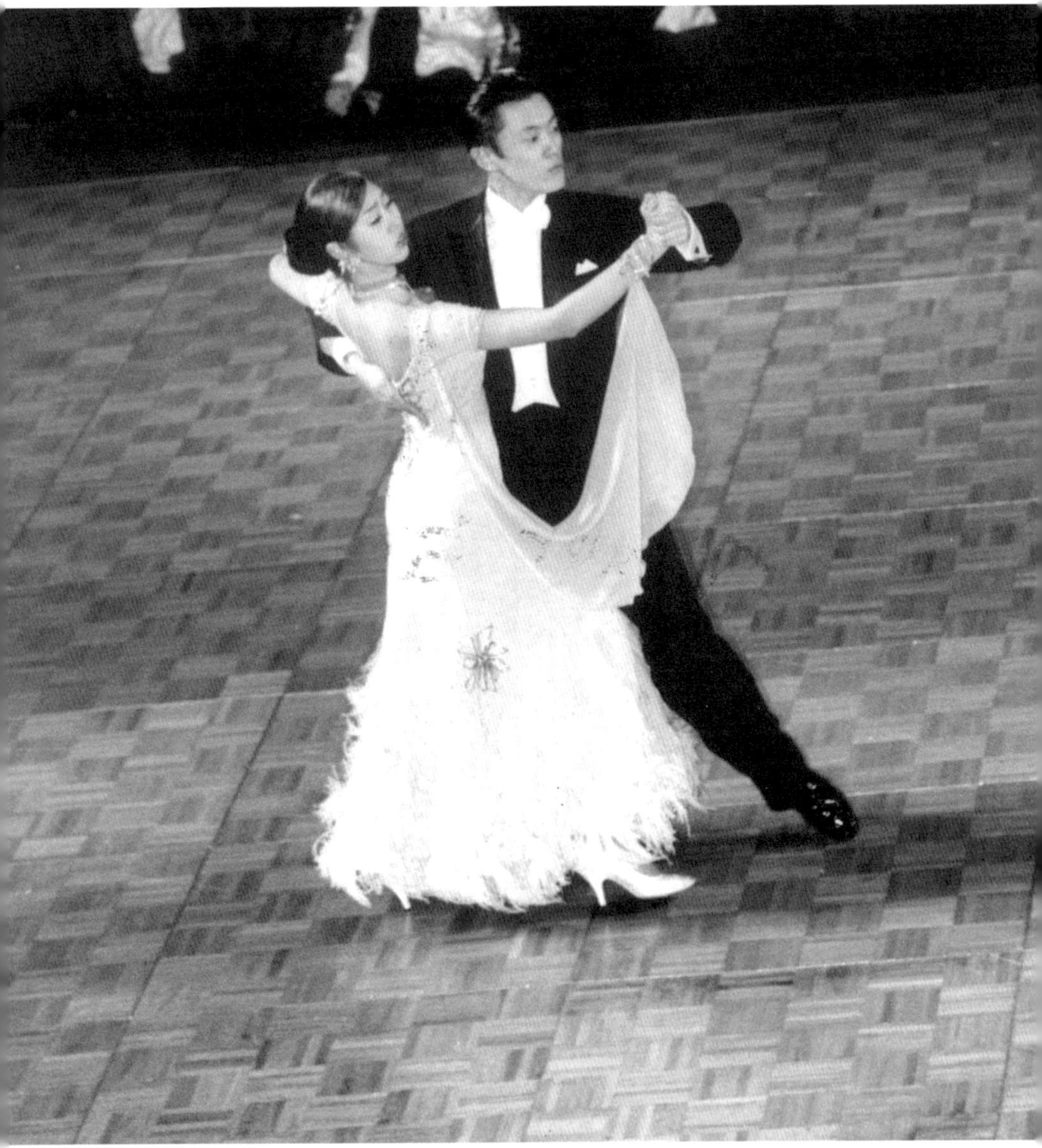

아르헨티나를 대표하는 탱고는 실상 아르헨티나의 탱고라기보다는 부에노스아이레스의 탱고라고 부르는 것이 더 바람직할 것이다. 19세기말 아르헨티나는 지하철을 운행할 정도로 막강한 경제력을 부유 국가였다. 때문에 유럽의 많은 사람들이 이곳으로 몰려들었다. 그리고 1920년대에는 부에노스아이레스 시민의 4명중 3명이 유럽에서 이민 온 사람이나 그의 자손이었을 정도로 그 숫자는 대단하였다. 이렇게 부에노스아이레스로 이민을 온 사람들은 이곳의 유일한 항구인 보카 항구를 통하여 입국을 하였고, 항구 근처에는 공업지구가 자연스럽게 이 항구 근처에 정착하며 살게 되었다.

부에노스아이레스의 하층 도시노동자로 살아가는 이들에게 있어서 보카 항구 근처의 술집은 그들의 외로움과 삶의 힘겨움을 이겨낼 수 있는 유일한 안식처였다. 그들은 그 안에서 스페인 혹은 쿠바 계통의 하바네라Habanera 무곡에 맞추어 춤을 추었는데 그것이 바로 오늘날 탱고의 모체인 밀롱가이다. 초창기 탱고는 남녀가 추기도 하였지만 남자끼리 춤을 추는 경우가 더 많았다고 한다. 이렇듯 부에노스아이레스 빈민가에서 유행한 탱고는 빠른 시간에 아르헨티나 전역에 퍼지기 시작했는데 처음에는 천한 사람들이 추는 춤이라 하여 아르헨티나의 부유층은 이를 경멸하였다 한다. 그러나 이 춤이 유럽으로 건너가

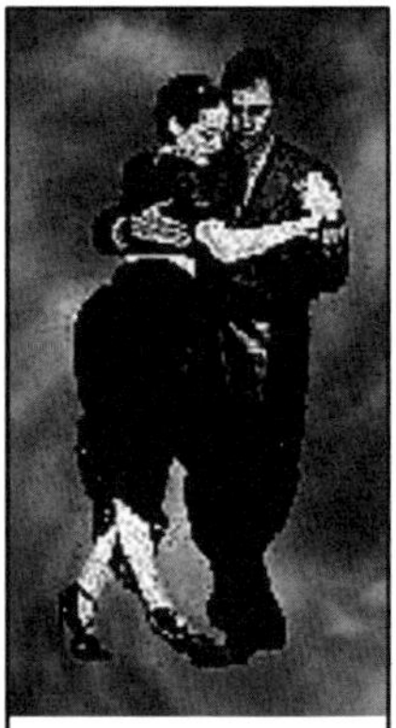

밀롱가

선풍적인 인기를 얻었고 급기야 다시 아르헨티나로 역수입되어 아르헨티나 모든 사람들이 즐기는 국기적인 춤이 되고 만 것이다.

유럽에서 탱고가 유행하게 된 이유는 바로 탱고가 가지고 있는 관능적인 동작 때문이었다. 일반적으로 유럽에서 추는 춤들은 여성을 가볍게 팔을 감는 정도에 불과했는데 탱고는 파트너의 얼굴과 몸이 밀착되어 서로의 호흡이나 체온을 강하게 느낄 수 있으며 남자가 여자를 돌리기도 하고 무릎을 굽혀 몸을 낮게 하여 포옹하기도 하기도 했기 때문에 상대방에 대한 체취를 강력하게 느낄 수 있다. 이러한 이유로 탱고는 유럽의 새로운 사교댄스로 정착하였다. 하지만 일부에서는 이러한 관능미 때문에 금지시키려고 했고, 이러한 이유로 탱고는 프랑스에서 전혀 다른 모습의 탱고로 변하게 되는데 이것이 오늘날 댄스스포츠에서 사용하고 있는 콘티넨탈 탱고이며, 이와 구별하기 위하여 앞서 추던 탱고를 아르헨티나 탱고라고 부르고 있다. 아르헨티나 탱고와 콘티넨탈 탱고는 각자 영역을 가지고 발전해나가고 있는데 최근 들어 우리나라에도 "Forever Tango" 등을 통하여 아르헨티나 탱고가 소개되었고, 이를 배우는 동호인도 늘어가고 있는 추세이다.

콘티넨탈 탱고와 아르헨티나 탱고는 탱고라는 이름은 같이 쓰고 있지만 음악적인 부분이나 춤의 동작에 있어서 많은 차이가 난다. 우선 기존의 아르헨티나 탱고에서는 반도네온을 통하여 나타나고 있는 스타카토 리듬이 콘티넨탈 탱고에서는 타악기를 통하여 과장되게 표현하였고, 탱고의 전형적인 악기인 반도네온도 콘티넨탈에서는 전혀 쓰지를 않거나 대신 아코디온을 이용하여 연주하는 것으로 바뀌었다.

또한 춤의 동작에서도 아르헨티나 탱고가 박자와 관계없이 리듬에 따른 8스텝인 "Salida"로 시작하고 하체의 동작에 초점을 둔 반면 콘티넨탈 탱고에서는 일반적인 볼룸댄스의 특징인 가슴을 쭉 편 자세로 춤을 추며 워킹도 자연스럽게 커브를 그리는 동작으로 나타난다. 춤의 느낌 또한 아르헨티나 탱고와 콘티넨탈 탱고가 상호 이질화되었는데 아르헨티나 탱고가 "하나의 가슴, 네 개의 발"이라는 말처럼 가슴속에 부드러움을 연출해내는 것이 특징이라면 콘티넨탈 탱고는 날카롭고Sharp, 공격적이어야 하며Attack, 진행과 멈춤Stacato이 강하게 표현해야 한다. 때문에 보통 1분에 33BPM 정도의 리듬으로 춤을 추는 콘티넨탈 탱고 속에는 마치 한 마리의 맹수가 먹이를 잡기 위하여 살금살금 숨을 죽여 다가갔다가 큰 포효 속에 빠른 공격적인 동작으로 덮쳐 날카롭게 발톱을 휘두르는 느낌을 받을 수 있는 것이다.

3. 동물의 걸음걸이 슬로우 폭스트롯Slow Foxtrot

네발을 가진 짐승이 어슬렁어슬렁 걸어가는 느낌을 주는 춤! 짙은 트럼펫과 색소폰 그리고 트롬본 소리의 하모니가 흐느끼듯 울려 퍼지며 짙은 감미로움이 긴 여운으로 남는 춤 슬로우 폭스트롯. 혹자들은 이 춤의 매력과 진정한 맛을 느끼기 위해서는 적어도 10년 정도는 추어야 한다는 말을 할 정도로 감각적인 표출이 어려운 춤이다. 왜냐하면 폭스트롯은 빠르고 느린 스텝의 결합을 기초로 하여 융통성 있게 만들어져 배우는데 매력을 느끼는 요소가 많지만 반면에 춤을 추는 동안 안정된 밸런스를 요구해 이를 유지하기 어렵기 때문이다. 하지만 그 만큼 깊이와 무게가 있어 가장 자연스러우며 웅대함과 부드러움을 함께 느낄 수 있는 춤이다.

본래 트롯Trot이라는 말은 고대 독일어로 '스텝을 밟다'라는 트로톤Trotton에서 파생된 말이며 내면적으로는 '빠른 걸음trotting' 이라는 의미가 포함되어 있다. 본래 트롯은 빠른 템포를 가진 춤으로 유럽 빅토리아 시대에 유행했던 원 스텝 혹은 투 스텝과 미국의 전통적인 음악인 재즈리듬의 근간이 되는 래그타임 Ragtime이 혼합되어 만들어진 것으로 알려져 있다. 래그타임이 어떤 뿌리를 두고 만들어졌는지는 모르겠지만 대략 19세기 초 미국 흑인들이 춤과 함께 연주한 무도곡인 '케이크워크'와 드럼 혹인 탬버린과 비슷한 악기로 나무통의 윗면을 두 개의 커다란 소뼈로 두드려서 소리를 내는 '밤부라'에서 출발한 것으로 보고 있다. 우리가 잘 알고 있는 래그타임 음악으로는 조지 로이 힐 감독이 만든 영화 "스팅"의 삽입곡인 피아노 선율이 흥겨운 "엔터테인먼트"가 있다.

폭스트롯이란 명칭의 기원에 대해서는 의견이 다양하다. 그 하나는 미국 서부지방의 폭스트롯이라고 불리는 말의 걸음걸이에서 시작되었다는 것이다. 말이 항상 한발을 지면에 놓음으로써 동작을 부드럽게 하고 이로 인하여 말이나 기수가 덜 피곤하게 되듯이 폭스트롯 또한 이 같은 느낌으로 춘다는 것이다. 다른 견해로서는 바로 폭스트롯의 폭스가 바로 여우를 뜻하기 때문에 이 춤의

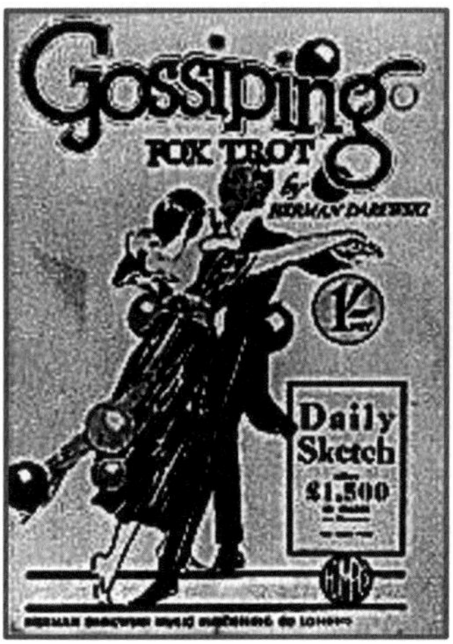

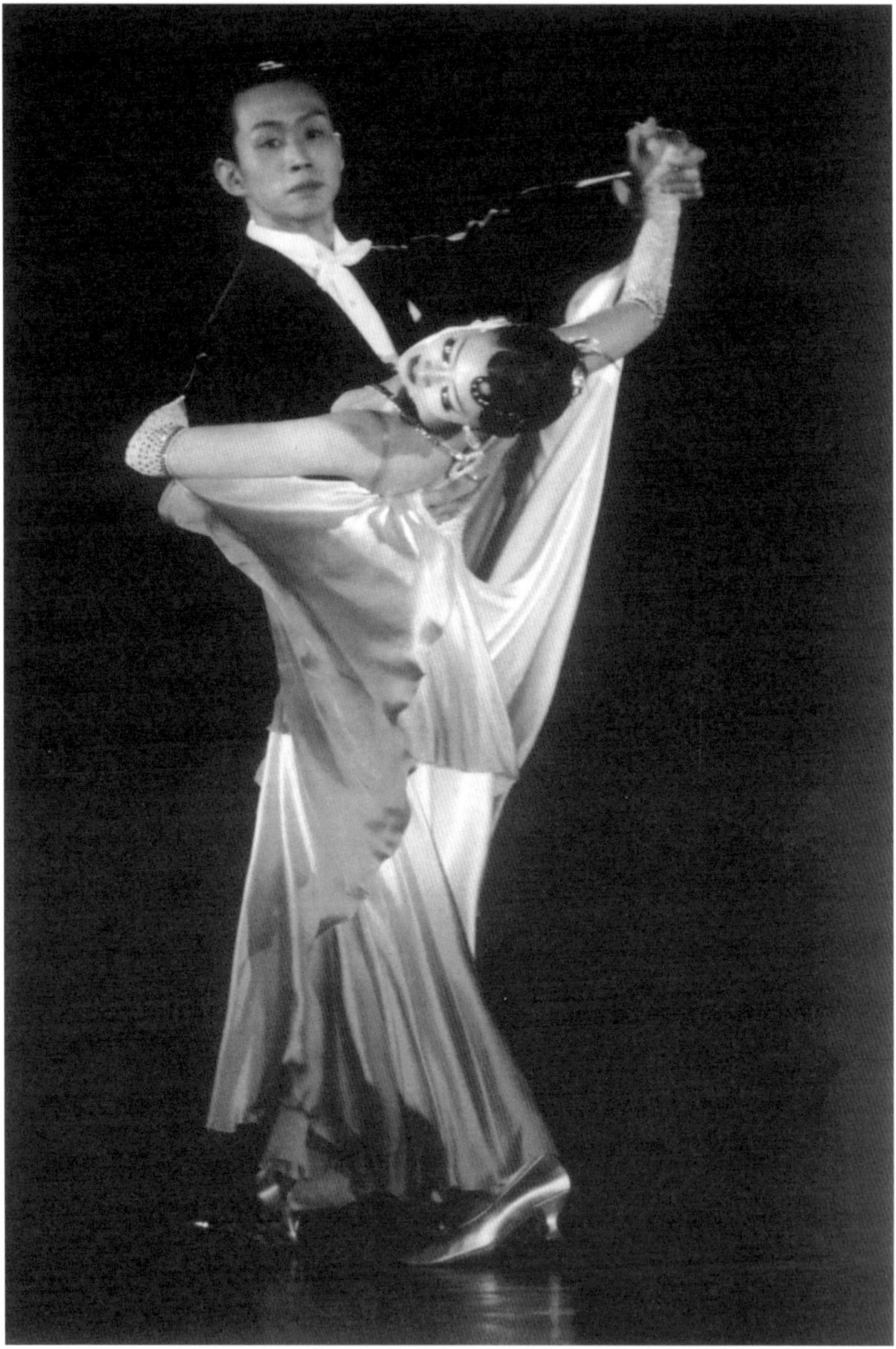

형태가 여우의 걸음걸이에서 시작되었다는 것이다. 사실 여우라는 동물은 여러 동물 중에서 특이한 걸음걸이를 가진 동물로 유명하다. 여우는 몸통 아래의 다리로 하나의 루트를 형성하기 때문이다. 또 다른 견해로는 이 춤을 유행시킨 극장식 식당인 버드빌 무용수 해리 폭스Harry Fox가 이 춤을 유행시켰기 때문에 붙여졌다는 설도 있다.

20세기 초까지만 해도 영국의 볼룸댄스는 발레의 테크닉에 기초를 하여 춤을 추고 있었으나 미국에서는 무도의 도법을 일반인이 걸어 다니는 자연운동Natural Movement에서 도입하려는 움직임이 있었다. 이 운동을 자연 가로 보행법Natural Road Walking Step이라 불렀으며 이 운동의 주창자는 현대무도의 아버지라 불리는 버논 캣슬Vernon Castle부부이다. 이 들은 이 스텝을 각종 공연에서 캣슬 워크The Castle Walk로 소개하며 춤을 추었고, 1913년 뉴욕의 "Ziegfeld Folies"의 쇼에서 해리폭스가 이 춤을 추어 인기를 모으게 되었다. 이러한 인기에 힘입어 영국의 무도계에서도 이 춤을 수용하였고, 급기야는 1920년 미국과 영국간의 폭스트롯 시합이 개최되기까지 했다.

1924년 오늘날과 같은 형태의 도법으로 빠른 템포의 재즈 음악에 맞추어 출 수 있는 폭스트롯이 나왔는데 이를 구별하기 위하여 빠른 스텝으로 추는 춤을 퀵스텝Quick Step이라고 불렀고 느린 템포의 재즈 음악에 맞추어 추는 춤을 슬로우 폭스트롯[Slow Fox Trot]이라 부르게 되었으며 1939년 4월 14일 정식으로 이 명칭에 대하여 공인을 받았다.

일반적으로 모던스탠다드 댄스를 배울 때 제일 마지막으로 추는 춤이 바로 슬로우 폭스트롯이다. 그 만큼 각 근육의 힘이 충만해야 하며 댄스에 대한 기초가 잘 다져져야 가능하다는 의미일 것이다. 원초적 열망의 서사시라 불리는 재즈 음악에 몸을 맡기고 슬로우 폭스트롯을 추면 어떨까? 한발 한발 정성스럽게 내딛다 보면 어느새 여러분의 몸도 재즈의 자유로움과 우아함을 느끼게 될 것이다.

4. 경쾌한 리듬의 퀵스텝[Quick step]

모던스탠다드 댄스의 5종목 중 빠르고 신바람 나는 춤을 꼽으라고 하면 열이면 열 모두 퀵스텝을 들을 것이다. 말 그대로 빠른 스텝을 요구하는 춤 퀵스텝! 눈을 감고 음악을 듣다 보면 라틴아메리칸 댄스의 발랄함 같은 느낌을 받기도 히고 눈을 뜨고 춤을 보면 한편의 뮤지컬을 보는 듯한 느낌을 주는 춤이 바로 퀵스텝이다.

1920년대 래그타임은 흑인 노예들의 정서가 짙게 배어있는 아프로 아메리카 음악과 결합되어 표현력이 풍부하고 독창적이며 특이한 음색, 그리고 유연하면서도 약동적인 비트를 가진 스윙감 있는swinguee 리듬의 음악이 탄생을 하게 되는데 그것이 바로 재즈Jazz이다. 이 재즈는 지역과 연주자들의 취향에 따라 다양한 갈래로 분리가 되는데 그 중 하나가 바로 스윙Swing이다. 스윙은 댄스스포츠의 역사에 있어서 아주 중요한 위치를 차지하는데 라틴아메리칸 댄스중의 하나인 자이브도 바로 이 스윙에 기초를 두고 있다.

스윙음악이 대중화되자 이를 바탕으로 여러 가지 춤이 유행하게 되는데 찰스톤Charleston, 심미Shimmy, 블랙 바텀Black Bottom은 그 당시에 유행하던 대표적인 춤이다. 이 중 찰스톤은 케이프 베르데섬에서 발생한 것으로 알려져 있는데 이것은 찰스톤 항구에서 일하는 흑인 부두 노동자들에 의해 격정적인 원무로 발전하게 되었다. 이 춤은 1922뉴욕의 조지 화이트의 흑인 코미디 쇼에서 처음으로 소개되었고 이후 버논 캣슬 부부가 이를 보완하여 널리 보급시켰다. 때문에 흑인뿐만 아니라 백인들도 차츰 이 춤을 즐겨 추게 되었고 1923년 Paul Whiteman 밴드가 영국을 방문한 뒤 폭스트롯의 더 빠른 템포의 버전으로 흡수되었고 이를 구분하기 위하여 퀵스텝으로 알려지게 되었다.

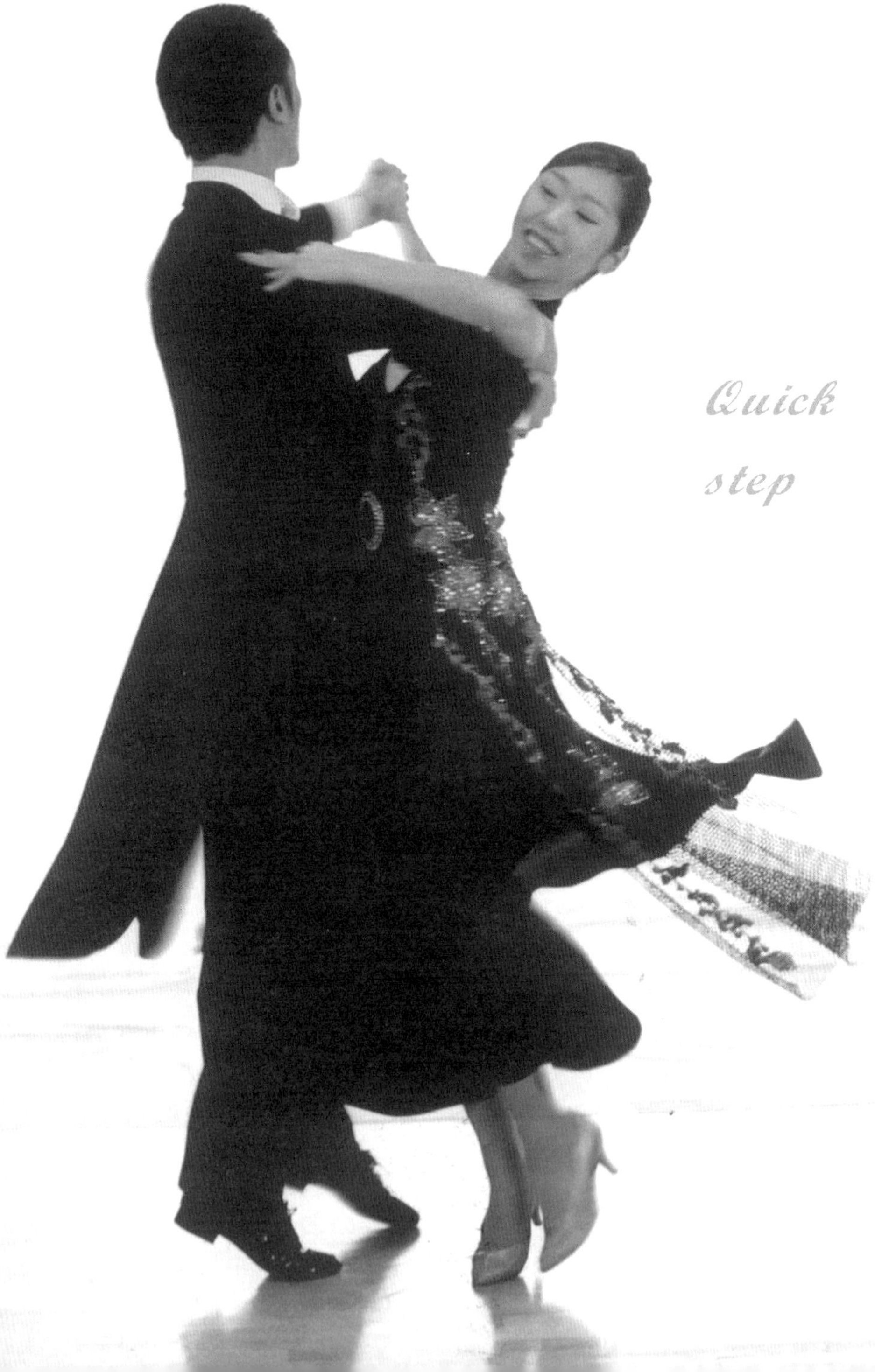

Quick
step

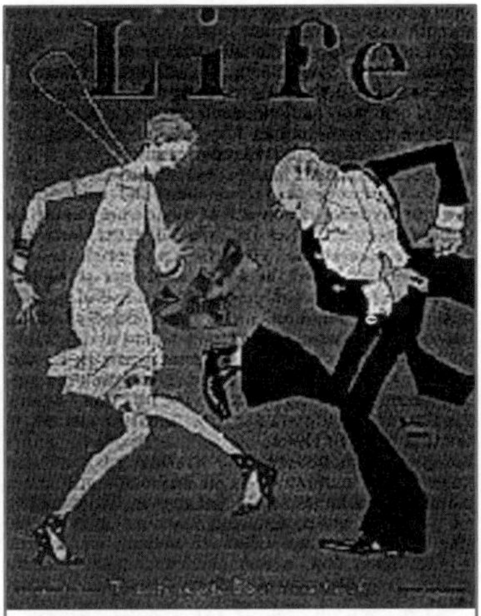

스윙댄스 중 하나인 찰스톤 그림

모던스탠다드 댄스의 하나인 왈츠가 회전을 주제로 하는 우아한 춤이라면 퀵스텝은 직선적이고 명랑하며 아주 스피디하면서도 리드미컬한 댄스이다. 보통 춤을 출 당시 휘겨의 변화가 많기 때문에 항상 자세가 흐트러지지 않도록 밸런스를 잘 유지하여야 하며, 또한 서두르지 않는 원활한 보조로 양 무릎을 낮추어서 몸을 가볍게 움직여야만 경쾌한 속도감을 얻을 수 있다. 속도가 빠르고 기민한 동작을 요구하는 춤 퀵스텝. 다른 모던스탠다드 댄스에 비하여 많은 운동량을 필요로 하기 때문에 운동량이 부족한 현대인에게는 오히려 권장할 만한 댄스이다. 처음 배울 때에는 속도감에 몸이 미처 따라가지 못하기 때문에 당황할 수도 있지만 자신감을 갖고 연습을 한다면 힘들게 느껴지던 음악도 자신의 것으로 만들 수 있으며 파트너와 함께 즐거운 춤을 출 수 있을 것이다.

5. 귀족의 숨결이 느껴지는 비엔나 왈츠Viennese Waltz

유럽의 젖 줄기 다뉴브강! 유럽의 여러 국가를 휘어 감고 돌며 따뜻한 태양 빛에 은빛 물결 출렁이는 아름다움을 한없이 뽐내고 있는 강이다. 하지만 다뉴브강 하면 떠오르는 것은 이것 이외에 "다뉴브강의 잔물결"이라는 음악이다. 바이올린의 부드러움이 웅장함과 함께 선율의 조화를 이루며, 흘러가는 리듬을 듣고 있노라면 은빛 잔물결이 눈앞에 아른거리는 듯한 느낌이 든다. 물 흐르는 듯한 리듬의 음악! 그것이 바로 비엔나 왈츠가 가지고 있는 음악의 전형全形이며 수세기가 흘러 지금까지도 대중에게 사랑 받고 있는 이유이다.

왈츠는 대부분의 댄스스포츠 음악이 4/4 혹은 2/4박자인 것과는 달리 3/4박자이다. 댄스 역사상 3/4박자 춤의 첫 기록은 볼타The Volta라는 민속 음악으로 프랑스 프로방스 지역의 포크댄스이다. 볼타는 현대의 노르웨이 왈츠 민속춤과 비슷한 것처럼 보인다. 회전으로 이루어져 있는 춤들은 커플은 각자의 스텝을 파트너 주위로 진행함으로써 파트너의 한쪽에서 다른 한쪽으로 이동할 때는 평소 스텝보다 스텝을 훨씬 크게 해야 한다. 노르웨이 왈츠에는 이 스텝에서 남성이 여성을 공중으로 리프트 함으로써 여자의 스텝을 돕게 된다. 그래야만 파트너간

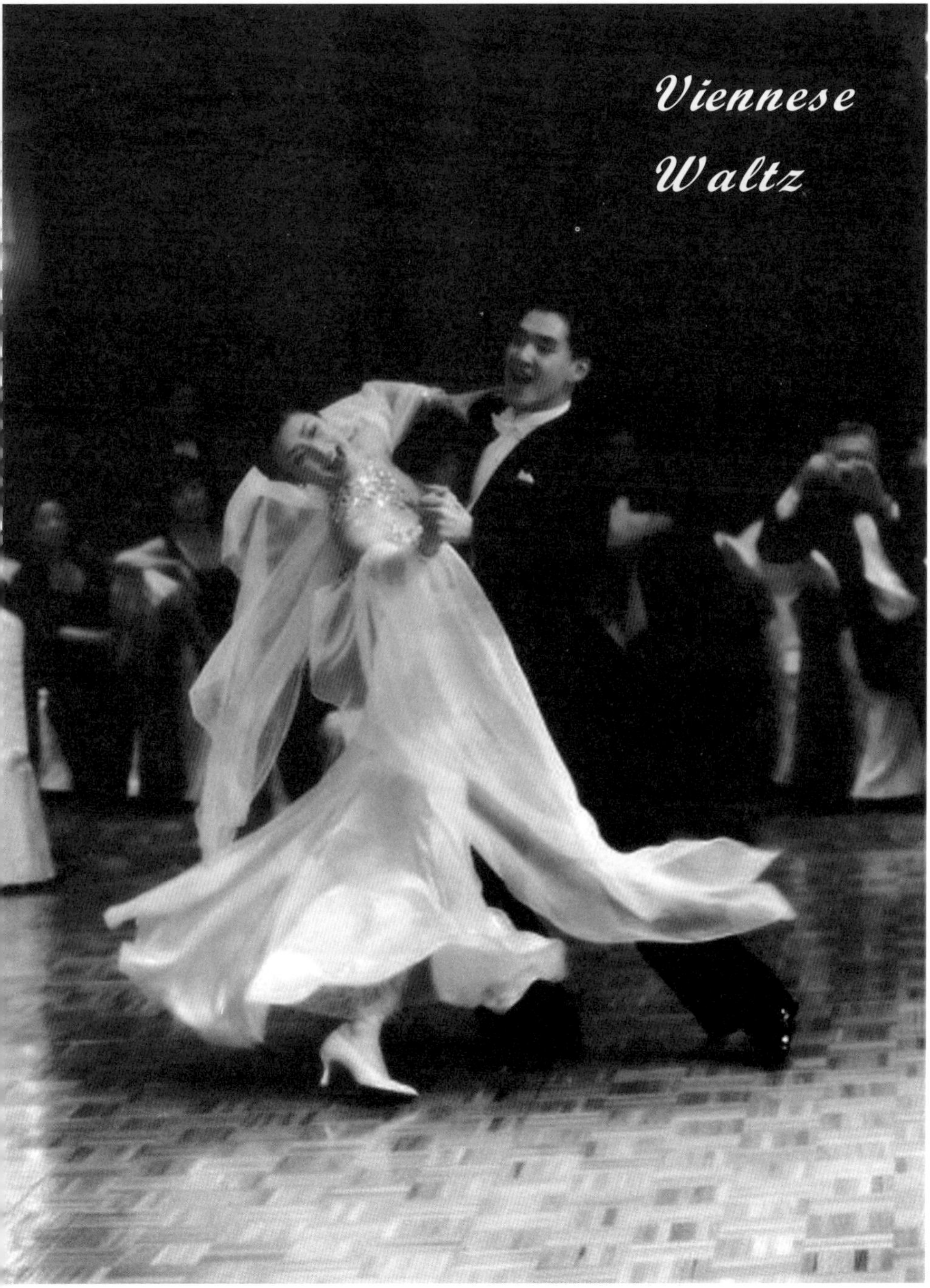
Viennese
Waltz

의 다리길이 차이를 조정할 수 있는 것이다.

1754년 왈츠를 위한 실질적인 음악이 독일에서 처음 나왔다. 그리고 1812년 이 춤은 독일 왈츠The German Waltz라는 이름으로 영국에 처음 소개되었다 한다. 당시 유럽 사람들은 이 춤을 보고 퇴폐와 불륜의 상징으로 표현했다. 왜냐하면 근대 모던스탠다드 댄스의 특징인 크로즈드 홀드가 최초로 이루어진

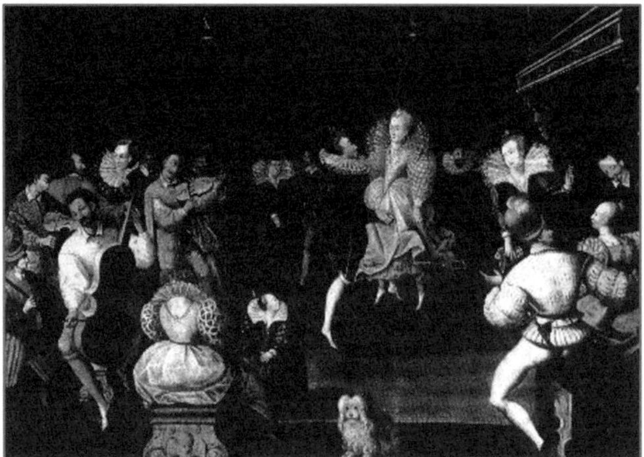

볼타를 추는 그림

춤이었기 때문이었다. 당시만 해도 대부분의 춤은 남녀가 서로 손을 맞잡고 추었을 뿐 서로 끌어안고 추지는 않았다. 그러나 왈츠에 들어서면서 신체의 5군데가 접촉을 하는 크로즈드 홀드가 이루어졌고 이러한 모양은 당시에 있어서는 파격이었기 때문이다.

춤의 형식이 원무Round Dance이기 때문에 명칭 또한 왈츠 이외에 Wheeler수레바퀴, Spinner실 감는 기계 등으로 불려졌다. 프랑스 7월 대혁명으로 루이 왕조가 몰락하게 되었고 특권계층의 춤인 궁중무도가 일반인들도 출 수 있게 되었다. 이에 따라 거리의 술집 등에서 추어졌던 왈츠가 상류사회의 넓은 무도장으로 옮기게 되었고 오늘날의 형태인 완전한 사교무도로 발전하였다. 19세기에 들어서면서 스트라우스 부자에 의하여 왈츠 음악은 더욱 발전하게 되었고 이에 따라 춤도 대중 속에 깊이 뿌리내리게 되었다. 당시 오스트리아 비엔나에서는 우회전과 좌회전의 진행성 회전운동을 기본으로 하였고 슬로우 왈츠와 구분하여 비엔나 왈츠라고 불렀다.

경쾌함을 좋아하는 비엔나 사람들의 기질은 비엔나 왈츠의 음악 템포를 점차 빠르게 연주하였는데, 제2박보다 약간 먼저 선행하는 선입음Anticipated Beat으로 인하여 더 한층 흐르는 경향을 나타내었으며 추진력과 회전력의 원천이 되는 스윙을 강력하게 주게 되었다. 왈츠 음악에 안무를

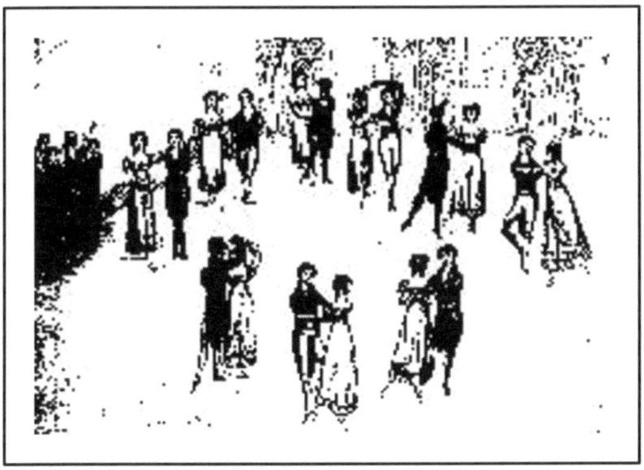

할 때에는 피겨를 바꿀 때마다 다른 음악소절Bar에 동시성을 갖게 하여야 하고 악절의 길이는 16소절로 반복하거나 다른 악절루 바꾸어야 한다.

제3부

파트너쉽과 부부유별

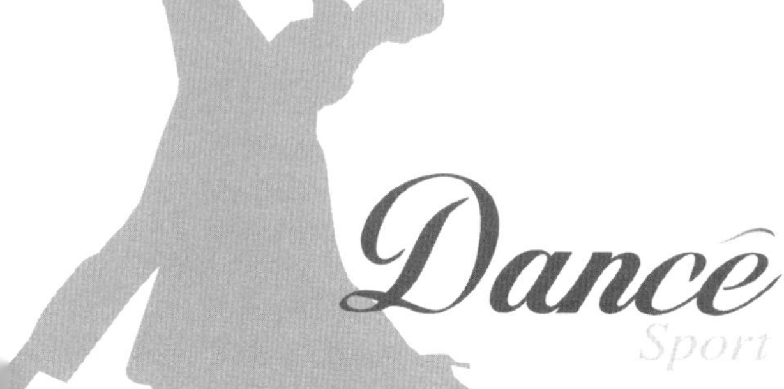

1. 철학이 존재하는 이유

우리 민족의 고유 무예인 태권도! 자그마치 4천년의 긴 역사를 가지고 있는 전통 무도이면서 스포츠이기도 하다. 그 옛날 태권도는 야생동물의 공격으로부터 자기 자신을 보호하기 위하여 만들어진 일종의 자기 보호 수단이었다고 한다. 사실 단순하게 본다면 태권도는 나 아닌 다른 것 즉 사람이나 동물과 싸워 이기기 위한 격투 수단일 뿐이다. 그럼에도 불구하고 사람들은 태권도를 말할 때 심신을 수양하고, 자기 자신을 절제할 수 있는, 다시 말해서 인간의 내면을 다질 수 있는 중요한 수단이라고 말을 한다. 게다가 태권도의 정신적 내면 세계에는 생사고락을 함께하고 희로애락을 나누면서 얻어진 우리 민족의 공통적인 방식과 정서 속에서 함양된 혼이 숨 쉬고 있다고까지 표현한다.

단순하게 치고받고 하는 싸움이 이렇게 대접을 받게 된 것은 어쩌면 태권도가 가지고 있는 파괴력이 너무도 강하기 때문에 이로 인하여 생길 수 있는 사고를 가급적 잠재우고 이를 통하여 자신을 절제하게 하기 위한 여러 가지 장치들이 후에 태권도 철학으로 바뀌었기 때문일 것이다. 이러한 철학은 오히려 본질과 입장이 바뀌어 후에는 본질을 규정하는 역할을 하게 되는데 우리는 이것을 철학이라고 부르며 이러한 철학은 비단 태권도뿐만 아니라 사람이 살아가는 곳에는 늘 존재하게 된다.

댄스스포츠도 마찬가지 개념에서 접근할 수 있다. 댄스스포츠를 단순하게 생각한다면 남녀가 만나서 함께 음악에 맞추어 춤을 추는 것이 전부라고 할 수 있다. 그러나 댄스스포츠 또한 사람과 사람이 만나서 이루어지는 행위이고 사람은 감정의 동물이기 때문에 여러 가지 일들이 발생할 수 있다. 함께 춤을 추는 사람의 입에서 불쾌한 냄새가 난다든가 아니면 상대방의 어처구니없는 행동으로 인하여 기분이 상하는 일들이 비일비재하게 일어날 수 있는 것이 바로 댄스스포츠이기 때문이다.

과거 볼룸댄스시절, 댄스는 서로 간에 재미있게 즐기면 그만인 사교오락이었다. 지금처럼 스포츠적인 개념이나 운동역학적 개념이 적용되는 시기와는 다소 거리가 있다고 할 수 있을 것이다. 만나서 함께 춤을 추는 것은 그만큼 즐거움을 얻기 위함인데 상대방의 예의에 어긋나는 행동으로 인하여 불쾌감을 느끼게 된다면 그것은 바로 즐기고자 하는 본래의 취지에 위배될 수밖에 없게 되는 것이며 이러한 불쾌감이 계속적으로 확대된다면 그 모임은 더 이상 지속될 수 없게 된다. 때문에 이러한 즐거움을 지속시키기 위한 여러 가지 규칙들을 사람들은 만들게 되었고 이것이 오늘날 댄스스포츠의 철학이 되었다. 그리고 이러한 댄스스포츠의 철학은 사람들이 모여서 움직이는 문화에 크게 위배되지 않는 아주 보편 타당한 것들이며, 상대방에게 실례를 범하지 않는 배려라는 개념에서 출발하는 것들이 대부분이다. 배려는 자신이 아닌 상대방을 생각하는 마음에서 출발을 하는 것도 있지만 자신을 절제하고 제어하는 마음에서 시작되는 것도 있다.

얼마 전 한 인터넷에 떠 있는 글은 본 적이 있는데 바로 댄스스포츠 철학을 우리문화의 정서에 맞추어 새롭게 구성한 내용이었다. 동양의 철학은 타인이 아닌 자기 자신의 내적 수양을 강조하는 것에서부터 시작을 하고 이것을 완성하는데 그 가치를 두고 있는 것이 특징이다. 이 글 또한 이러한 맥락에서 정리된 것으로 나름대로 댄스에 대한 동양적 철학을 제시했다고 볼 수 있겠다. 그 내용을 보면 다음과 같다.

1. 춤을 출 때는 항상 친절과 온화함 웃음을 잃지 않아야 하나니 이를 인仁이라 하며,

2. 타인이 춤을 청할 때, 반드시 필요한 경우가 아니라면 거절하지 않으며 만일 거절하였을 경우 그 곡이 끝날 때까지 다른 이와 춤추지 않을 것이니 이를 의[義]라 하고,
3. 모든 사람들이 춤을 추면서 즐거운 시간을 보내는 것을 알고 행함에 소홀함이 없도록 주의를 기울일 것이니 이를 예[禮]라 하며,
4. 댄스 스텝에 대한 최소한의 이해와 숙련을 가져야 하나니 이를 지[知]라 하고,
5. 파트너가 하지 못하는 어려운 스텝은 피하여 같은 '레벨'을 맞추며 또한 그의 실수를 나무라지 않으니 이를 신[信]이라 하며,
6. 필요 이상의 육체적 접촉을 스스로 삼갈 것이니 이를 엄[嚴]이라 하고,
7. 현재의 어눌한 스텝으로 인한 부끄러움이 있다 하더라도 정하여 배우기를 두려워 않고 날마다 새로운 노력을 경주할 것이니 이를 용[湧]이라 한다.

입가에 가벼운 미소를 지을 정도로 재미가 있는 내용이면서도 그냥 웃어넘겨 버리기에는 너무도 아까운 많은 교육적인 의미가 담겨있다. 이러한 철학은 바로 우리네 가정에서 부부가

지켜야할 예의와 크게 다를 것이 없으니 위의 내용 중에 파트너라는 단어를 아내 혹은 남편으로 바꾸면 바로 가정에서 부부가 늘 생각해야 할 부부철학으로 치환되는 것이다. 결국 플로워에서 일어나는 파트너간의 파트너쉽이나 가정에서 지켜야 할 부부간의 예의나 모두 사람들이 살아가면서 상대방에게 불쾌감과 불편함을 주지 않기 위한 배려의 차원으로 해석될 수 있으며 이는 사람들이 살아감에 있어 꼭 지켜야 할 철학인 것이다.

필자가 이 글의 전체제목을 파트너쉽과 부부유별이라 정한 것도 바로 그런 맥락에서 이다. 부부유별이란 바로 유교의 대표적인 사회윤리인 삼강오륜三綱五倫 중 오륜에 해당하는 하나이다. 뜻은 남편과 아내 사이에는 서로 분별이 있어야 한다는 것인데 이를 잘못 해석하여 남편과 아내 사이에 어떤 금을 긋자는 의미로 받아들이는 사람들이 있다. 그러나 부부유별은 이와는 정반대의 의미로 남편은 남편으로서 할 도리를 하고 부인은 부인으로서 그 자신의 책무를 다할 때 정말로 상대방을 배려하고 아끼며 사랑하는 부부관계를 유지할 수 있다고 표현한 것이다.

사실 요즘에는 부부간의 간격이 너무도 가까워 함부로 하는 경향이 상당히 많다. 지금 우리나라의 결혼한 부부중 반이 이혼을 하는 이유도 대부분 남편은 아내를 아내로 생각하지 않고 아내는 남편을 남편으로 생각하지 않기 때문에서 일 것이다. 우리가 살아감에 있이 시로가 안심하고 살 수 있게 하기 위하여 강제권을 가지고 만든 것이 법이라면 철학은 사람이 살아감에 있어 보다 윤택하고 행복하게 살 수 있게 하기 위하여 만든 삶의 지침서이다. 사람 인人이라는 글자에서도 알 수 있듯이 인간은 혼자서는 살 수 없고 서로를 의지하며 살아가게 되어 있다. 그리고 사람과 사람이 만나는 최소 단위인 가정이나 최소 단위의 즐거움인 댄스에서 가장 즐겁게 행복한 시간을 보내야 할 권리가 있다. 바로 철학은 사람이 사람답게 살 수 있게 하는 존재로서 유효한 것이며 이러한 이유 때문에 우리의 주변에서 절대로 떠날 수가 없는 것이다.

2. 조강지처불하당糟糠之妻不下堂

조강지처糟糠之妻! 중국 고사古事에 나오는 말로 소중한 아내를 의미하고 있다는 것은 누구나 알고 있다. 어린 시절 필자는 짧은 한문실력으로 이 말을 이해하려 했는데 일반적으로 "~의"를 뜻하는 지之라는 글자 때문에 조강지처를 조강의 아내로 해석하게 되었고, 결국 조강이라는 인물이 아내를 매우 사랑하였거나 아니면 왕의 명령을 어기고 사랑하는 남편에게 돌아간 도미의 아내처럼 조강의 아내 또한 남편에 대한 지고지순한 사랑 때문에 이러한 말이 생겨나게 되었나 하는 결론에 도달하게 되었다. 그도 그럴 것이 고사는 한자漢子가 가지고 있는 고유의 뜻보다는 인물이나 어떤 사건을 계기로 이루어진 것이 많기 때문이다. 예를 들어 미래에 대한 길흉화복 즉 앞날을 알 수 없다는 의미로 생겨난 말이 새옹지마塞翁之馬인데 여기서 새옹은 사람의 이름으로 직역을 하면 새옹塞翁의 말[馬]이 된다. 따라서 조강지처를 조강의 아내로 해석하는 것은 당시의 내 짧은 지식으로서는 너무도 당연한 것이었다.

한동안 조강이라는 인물은 내 마음속의 이상향으로 남아있었고 나중에 결혼하면 이들처럼 부부가 서로 이해하고 사랑하는 삶이 이루어지기를 기도했다. 그러나 조강에 대한 해석은 나중에 고사성어집을 보고 나서 완전히 잘못되었음을 알게 되었다. 조강지처는 후한 광무제때 대사공大司空의 벼슬을 가진 송홍宋弘의 말로 "가난하고 천할 때의 친구는 잊지 말아야 하며[貧賤之交 不可忘], 술재강과 겨로 끼니를 이을 만큼 구차할 때 함께 고생하던 아내는 버리지 말아야 한다[糟糠之妻 不下堂]"에서 유래된 것이었다. 결국 조강이라는 말은 사람이름이 아니라 술 찌꺼기를 의미하는 조糟와 겨를 의미하는 강糠의 합성어로 가난한 삶을 의미하는 것이었다.

결국, 조강지처란 말은 어려운 시절을 함께 보냈던 사람을 소중하게 여겨야 한다는 의미로 반려자에 대한 소중함을 뜻하는 것이다. 댄스스포츠를 하는 사람들에게 있어 부부와 같은 존재가 바로 파트너이다. 일반 배우자의 경우 서로 사랑하고 마음이 맞으면 결혼하는데 별 문제가 없지만 댄스 파트너의 경우 실력, 체격조건, 호흡 등 여러 가지가 서로 맞아야 가능하기 때문에 혹자들은 댄스 파트너 구하는 것이 배우자 구하는 것보다 더 어렵다고 말을 하기도 한다.

일반적으로 사람들은 처음 댄스스포츠를 접한 뒤 어느 정도

시간이 흐르고 기량이 높아지면 선수자격으로 대회에 출전하여 자신의 실력을 마음껏 자랑하고 싶어한다. 그리고 마치 결혼 정년기에 들어서 배우자를 구하는 사람들처럼 자신의 파트너를 구하기 위하여 이리저리 살펴보기도 한다.

마침내 구한 파트너!

다른 시간, 다른 공간에서 살다가 만나 결혼한 부부처럼 그간 다른 방법으로 연습하여 왔기에 서로간의 호흡을 맞추기 위하여 최선의 노력을 다한다. 그리고 기본 동작을 비롯한 응용동작의 세세한 부분까지 서로 상의하고 완벽한 조화의 미를 이룰 때까지 반복 연습한다. 그토록 갈망해왔던 파트너였기에 힘든 연습도 마치 신혼부부의 달콤함처럼 즐겁기만 한 것이다.

그러나 시간이 흐를수록 서로를 쉽게 보고 상대방에게 심적인 고통을 주는 말을 너무도 쉽게 하기 시작한다. 소위 피드백이라는 명목으로 상대방의 동작과 자세에 대하여 사정없이 질타를 가하고, 그렇게 서로를 비방하다 보면 그 동안 쌓였던 신뢰와 우정은 금이 가기 시작하여 결국에는 서로 헤어지는 결과를 초래하게 되는 것이다.

오랫동안 함께 살아온 부부는 서로 닮아간다고 한다. 그것은 아마도 같은 정신과 생활 속에서 서로를 북돋우며 살아왔기 때문일 것이다. 댄스파트너도 마찬가지이다. 서로의 자세를 지적하기보다는 조금 만족스럽지 못하더라도 격려하며 칭찬하는 것이 더 발전적인 커플로 나갈 수 있는 방법이 된다. 그렇게 오랫동안 함께 연습을 하나보면 자신들도 모르는 사이에 서로를 닮아가게 되고 종국에는 그들이 추구하고자 하는 이상에 도달하게 되는 것이다.

조강지처 불하당이라는 말은 우리에게 사람의 만남이 얼마나 소중하고 그것을 유지하는 것이 얼마나 중요한지를 제시하여 준다. 서로 어려운 환경에서 만난 사람들, 그리고 고난을 함께 했던 사람들은 그 마음이 변하지 않고 늘 함께 가야한다고 속삭이고 있다.

파트너는 늘 함께 가야 한다. 보다 낳은 스승을 찾아 갈 때도, 때론 힘겨움으로 인해 서로 간에 갈등을 일으킬 때도 늘 함께 가야 한다. 만약 댄스를 하는 사람이 조강지처 불하당의 원리를 무시한다면 그 사람은 댄스스포츠를 할 자격이 없다. 왜냐하면 댄스스포츠는 다른 어떤 스포츠보다도 남을 배려하고 인간관계를 소중하게 생각하는 스포츠이기 때문이다.

3. 반 박자 기다림의 미학美學

사람들이 댄스스포츠를 즐기는 이유 중의 하나가 바로 댄스파티 때문일 것이다. 이는 댄스스포츠가 지니고 있는 여러 기능 중 하나인 사교적 기능에 해당된다고 볼 수 있는데, 사람과 사람이 만나 인간적 교감을 갖는 것이 사교이기에 서로간에 불쾌감을 없애고 즐거운 기간을 만들기 위한 장치로서 많은 주의 사항과 예절을 요구하는 것이 바로 이 부분이다.

춤을 권유할 때의 예절, 거부할 때의 예절, 그리고 나가서 춤을 출 때의 예절, 춤을 끝내고 파트너와 다시 돌아올 때의 예절 등 댄스파티의 처음부터 끝까지 지켜야 할 상대방에 대한 예절에 대한 규칙은 필수일 수밖에 없다. 이러한 예절은 댄스를 처음 접하고 파티에 처음 나가는 사람들에게는 어쩌면 어색하고 힘든 것일 수도 있다. 하지만 오늘날 댄스스포츠가 신체적인 건강뿐만 아니라 정신적인 측면에서도 새롭게 각광을 받고 있는 것은 바로 이러한 철학적 요소 때문이라는 것을 감안하여 본다면 기능적인 테크닉 이외에도 우리가 꼭 알아야 하고 지켜야 할 중요한 사항임에는 틀림이 없으며 우리네 일상의 삶에도 적용시켜야 하는 필수 요소라 할 수 있겠다.

사실 다른 일반 춤에 비하여 댄스스포츠는 우리나라에서 그다지 사교적이지 못하다. 이는 댄스스포츠가 비사교적이라는 의미를 뜻하는 것이 아니라 우리나라 동호인들은 상대적으로 댄스스포츠를 사교적인 요소보다는 스포츠적인 의미로 많이 생각하고 있음을 의미하는 것이다. 실제로 댄스스포츠를 배우는 사람들은 댄스스포츠를 학원이나 문화센터, 동사무소의 주민자치센터 혹은 대학 사회교육원에서 실시하는 생활체육의 일환으로 생각할 뿐 그 이상의 의미를 두지 않는다. 아울러 여기서 실력이 늘어 어느 정도 기량이 늘어나면 단체나 학교에서 주최하는 시합의 선수로 나가려 하는 것이 이외에는 별다른 활용을 하지 않는다. 때문에 댄스파티는 사람끼리 만나 인간적인 교감을 갖고 사귀는 사교의 장으로 생각하기보다는 이러한 배움의 과정 중에서 가끔 이루어지는 소위 현장실습이라는 명목으로 만들어지는 하나의 행사로 여긴다는 것이다.

우리나라에서 댄스스포츠가 지니고 있는 여러 가지 요소 중 이처럼 사교부분이 다른 부분에 비하여 호응도가 적은 것은 무슨 이유일까? 여러 가지 이유가 있겠지만 그중 가장 두드러지게 나타나는 것이 바로 동작이 너무 어렵다는 것이다. 이 같은 이유는 다른 춤에 비하여 댄스스포츠는 초급과정부터 고급과정 그리고 응용과정까지 너무도 다양한 휘겨들이 많이 소개되었고, 정규적인 학습을 통하여 모두 배우게 된다. 또한 가르치는 사람들은 아름답게 추기 위하여 신체를 제대로 사용할 수 있는 정확한 자세를 요구하며 이를 가르친다. 때문에 이러한 모든 것을 배우기에는 적지 않은 시간들이 흐르게 되는데, 이러한 과정들은 짧은 시간에 배워서 즐기기를 좋아하는 요즘의 젊은 층들에게는 너무도 어려운 춤으로 인식되어 기피하고 있는 것이다. 대신 극히 일부분의 휘겨들만 들어와 그 안에서 쉽게 배우고 즐길 수 있는 아르헨티나 탱고나 살사, 메렝게 등을 추는 것이다.

아울러 일반 동호인들도 많은 휘겨를 아는 것이 춤을 잘 추는 것이라 생각하고, 댄스파티를 마치 자신의 기량을 선보이는 장으로 인식하여 춤을 출 때 상대방의 실력과는 상관없이 고급과정의 휘겨들을 마구잡이로 사용하여 파트너에게 즐거움보다는 불편함을 주는 것도 댄스파티를 선호하지 않고 오히려 두려워하는 이유일 것이다. 이러한 이유로 대부분의 젊은이들은 이것저것 복잡한 요소가 많은 댄스스포츠보다는 아직까지는 국내에 단순한 형태로 소개된 아르헨티나 탱고나 살사, 메렝게 등을 배우면서 일주일에 몇 번씩 밀롱가나 라틴아메리칸 댄스파티 등을 열고 생활 속의 한 갈래로 즐기고 있는 것이다.

즐기는 댄스! 그것은 처음부터 두려움이나 거부감을 줄일 수 있도록 쉽게 출 수 있는 분위기를 만드는 것에서 시작해야 한다. 그래서 처음 만나는 사람과 댄스를 출 때에 리더Leader가 지켜야 할 유의 사항으로 첫 번째를 꼽는 것이 바로 기초적이고 쉬운 동작부터 하나하나 펼쳐나가라는 것이다. 사실 시합에서 추는 춤처럼 보여주는 댄스일 경우에는 댄스가 가지고 있는 미적 가치를 얼마나 잘 나타내느냐가 중요한 관건이지만, 댄스파티처럼 즐기는 댄스일 경우에는 두 사람과 호흡이 잘 맞아 일체감 있는 춤을 추느냐가 중요한 관건이 될 것이다. 물론 거기에다 미적 가치를 보여준다면 금상첨화이겠지만. 때문에 아무리 멋있는 동작이라도 상대방이 그것을 받아들일 수 없는 상태라면 그 동작은 절제하여 사용하지 않고 춤을 추어야 한다. 그렇지 않으면 춤의 균형은 무너지고 결국 서로간에 불편한 댄스가 이루어지게 되는 것이다. 이 같은 이유로 즐기는 댄스를 선호하는 미국 사람들의 경우 같은 종목의 댄스라도 다른 나라에 비하여 추는 방법이나 자세가 무척이나 단순하고 쉽게 변형하였으며 어려운 동작을 사용하기보다는 기초적인 동작에 준하여 춤을 추는 경향이 많다.

다음에 펠로워Follower가 지켜야 할 가장 중요한 예절이 바로 반 박자를 기다리는 것이다. 사실 남녀가 함께 춤을 출 때 서로 텔레파시가 통하지 않는 이상 펠로워는 리더가 어떠한 동작을 어떻게 진행해 나갈지는 알 수가 없다. 그런 상황 속에서 같은 박자로 춤을 춘다거나 혹은 펠로워가 지레짐작하여 먼저 춤을 출 경우 대부분 둘 사이의 하모니는 깨지게 된다. 때문에 두 사람 사이에 완벽한 하모니를 이루기 위해서는 리더의 동작을 알기 위하여 반 박자를 기다렸다 춤을 추어야 하는 것이다.

댄스스포츠에서 펠로워가 반 박자를 기다려야 한다는 것!

그것은 어쩌면 춤뿐만 아니라 일상적인 삶을 살아가는 우리들이 지켜야할 중요한 교훈이 아닐 수 없다. 왜냐하면 대부분 벌어지는 오해나 사고가 바로 반 박자를 기다리지 못하고 너무도 성급하게 판단하고 행동하기 때문에 일어나기 때문이다. 특히 함께 오랜 세월을 살아오는 부부들에게 있어 반박자의 기다림은 가정의 평화를 지켜주는 중요한 덕목이라 할 수 있을 것이다.

우리나라에는 이러한 반 박자 기다림에 대한 미학을 교훈을 전설이나 민담을 통하여 전해 내려오고 있는데 대표적인 것들이 바로 아차산 유래와 참을 인[忍]자 이야기이다.

옛날 옛적에 앞으로 일어날 일들을 잘 맞히는 유명한 점쟁이가 있었다. 어느 날 이 점쟁이의 명성을 들은 임금이 점쟁이를 불러 과연 앞을 내다볼 수 있는 예지력이 있는지 시험한다. 왕은 점쟁이에게 상자를 내놓으며 상자 안에 무엇이 들어있는지 알아맞혀보라고 명한다. 점쟁이는 그 상자 안에 쥐7마리가 들어있다고 말을 하였다. 그러나 상자를 열어본 결과 쥐는 한 마리밖에 없었다. 이에 화가 난 왕은 앞뒤를 가리지 않고 점쟁이를 처형하라 명한다.

잠시 후 점쟁이가 형장으로 끌려나간 뒤 잠시 생각에 잠겼던 왕은 쥐가 암컷이라는 사실을 알게 되고 그 쥐의 배를 갈러본 결과 그 속에는 생쥐 6마리가 들어있는 것을 발견하게 되었다. 그제야 왕은 "아차"하면서 처형을 중지할 것을 명했지만 이미 점쟁이는 처형된 뒤였다. 그 후 점쟁이가 처형된 산을 아차산이라 부르게 되었다 한다.

바로 이 이야기는 반 박자의 기다림을 지키지 않았기 때문에 일어난 일이었다. 반면 반 박자를 지킴으로서 화를 면할 수 있었던 이야기가 있는데 그것이 바로 참을 인[忍]자 이야기이다.

옛날 한 젊은이가 길을 가고 있는데 한 노인이 그를 불러 세웠다. 그리고는 그에게 "오늘 당신은 살인을 할 운명이오."라고 이야기를 하였다. 깜짝 놀란 젊은이는 그것을 막을 수 있는 방법이 있느냐고 물었다. 그러자 그 노인은 집안 곳곳에 참을 인忍자를 적어 놓으면 살인을 면할 수 있을 것이라고 일러주었다.

집에 돌아온 젊은이는 종이에 참을 인忍자를 써서 곳곳에 붙여 놓고 일을 보기 위하여 밖으로 나갔다. 이윽고 저녁이 되어 일을 마치고 집에 돌아온 젊은이는 놀라운 장면을 목격하게 되는데 그것은 바로 자신의 아내와 낯선 남자가 함께 있는 것이었다. 놀라움과 분노에 가득 찬 젊은이는 부정한 행동을 한 남녀를 없애기 위하여 부엌으로 달려갔다. 둘을 죽이기 위하여 식칼을 집어든 젊은이 앞에 보인 것은 바로 낮에 써놓은 참을 인忍자였다. 참아야 한다는 글자를 본 젊은이는 잠시 반걸음 물러나 분을 삭였다. 그리고는 식칼을 놓고 부엌에서 나왔다. 그러나 창문으로 보이는 두 남녀를 보았을 때 젊은이는 다시 분노를 참지 못하고 곳간을 향하여 달리기 시작했다. 그리고는 낫을 가지고 와서 이 둘을 죽이려 했다. 그러나 곳간에 써있는 참을 인忍자를 보고 다시 낫을 놓고 밖으로 나왔다. 그때 방문이 열리면서 젊은이는 낯선 사내에게서 "형부 오셨어요?"라는 말을 듣게 된다.

그것은 바로 낮에 놀러온 젊은이의 처제가 머리를 감고 난 뒤 긴 머리카락을 말리기 위해서 말아 올린 것이 마치 사내처럼 보였던 것이었다. 만일 젊은이가 참을 인忍을 보지 않고 급하게 행동하게 되었다면 아마도 돌이킬 수 없는 죄를 짓게 되었을 것이다. 참을 인忍자를 보고 잠시 기다렸기에 젊은이는 실수를 면할 수 있었던 것이다.

반박자의 기다림! 그것은 바로 커다란 불행을 막을 수도 있는 지혜이기도 하다. 부부생활에 있어 마찬가지이다. 전혀 다른 환경 속에서 살다가 만난 사람들이 부부의 인연을 맺어 오랫동안 지내다보면 처음에 가졌던 신비로움과 낯설음이 사라지게 되고 관념적인 평범함만 남게 된다. 그리고 이러한 익숙함에서 조금만 벗어나는 상황이 벌어지면 서로를 의심하고 함부로 행동하려 한다. 이때 만일 조금도 기다리지 않고 자신의 생각에 따라 그대로 행동하여 돌이킬 수 없는 불행으로 치닫게 되는 것이다.

반박자만 기다리면서 생각해 보라. 그러면 서로를 질타하기보다는 이해할 것이고 부정적인 모습보다는 아름답고 긍정적인 모습으로 상대방을 바라볼 것이다. 댄스스포츠가 제시하는 반 박자 기다림의 미학美學. 그것은 완벽한 하모니와 함께 춤을 가장 아름답게 표현하는 댄서의 기본적인 자세임과 동시에 우리의 삶에 오류를 막을 수 있는 작은 지혜인 것이다.

4. 서로의 공간을 인정하라

가끔 댄스스포츠를 연습하다가 파트너끼리 아주 심하게 싸우는 경우가 있다. 댄스스포츠는 다른 종목과 달리 남녀가 함께 호흡을 맞추며 춤을 추어야 하는 종목이기에 이러한 문제가 심심치 않게 일어나곤 한다. 그런데 이러한 다툼의 원인을 찾아보면 대부분 상대방의 자세에 대한 지적이 마음에 들지 않아서이다. 다시 말해서 파트너가 주는 피드백에 대하여 본인이 납득할 수 없다는 것이다. 이런 경우 십중팔구 펠로워의 경우 리더의 리드가 정확하지 않다고 하며 리더의 경우 펠로워가 잘 따라오지 않기 때문이라고 말을 한다. 그것이 진실인지 아니면 자격지심에서 나오는 말인지는 알 수 없지만 본인이 느끼는 느낌이 그렇기에 이러한 반응이 나오는 것이기에 무엇이라 정확하게 답을 줄 수가 없다. 왜냐하면 둘 사이에 느끼고 있는 감각은 둘 만이 공유하는 것이기에 눈에 들어날 정도의 오류가 보이지 않는 이상 제대로 된 지적을 할 수 없기 때문이다. 다만 무엇인가 파트너의 지적에 대하여 상당히 마음이 상해있다는 것만 오랜 경험을 통하여 미루어 짐작할 수 있을 뿐이다.

그러나 댄스스포츠를 오랫동안 가르쳐 왔던 전문 선생님들의 말씀은 한결 같다.

"네 춤이나 잘 춰!"

이 말씀이 과연 우문현답[愚問賢答]인지 아니면 현문우답[賢問愚答]인지 모르겠지만 조금 황당함을 느끼는 것은 어쩌면 당연한 현상일지도 모른다. 아마도 이런 말을 들은 사람은 상대방에게 받는 느낌이 좋지 않아서 피트백을 준 것인데 오히려 자신에게 이런 말씀을 하는 것에 대하여 조금은 섭섭해할 것이다. 특히 댄스스포츠를 배운지 얼마 안된 초보자의 경우 이런 감정은 더 할 것이다.

그러나 조금 더 깊게 생각하고 댄스스포츠의 속성을 이해한다면 "네 춤이나 잘 춰"라는 이 말은 그야말로 명언 중에 명언으로 받아들이게 될 것이다.

왜 그럴까?

그것은 댄스스포츠가 두 사람이 모여서 하나의 춤을 보여주는 것이지만, 최선의 하모니를 보여주기 위해서는 그 안에 철저하게 개인의 춤을 추어야 한다는 데 있다. 이미 댄스스포츠는 그 안에서 상대방을 배려하기 위하여 각자 취해야 할 자세가 명확하게 지정되어 있다. 그리고 그것은 각자의 공간 안에서 이루어지게 되어 있다.

하나의 예루 펠로워를 턴Turn시키기 위해서 리더는 오른발을 뒤로 빼야 한다. 이 같은 이유는 펠로워가 턴을 할 수 있도록 공간을 만들어주기 위한 배려이며 아울러 자신의 중심을 잡아 상대방을 편안하게 턴시키기 위한 기술적인 장치이기 때문이다. 만일 상대방을 턴시키는데 리더가 발을 뒤로 빼지 않고 그대로 있다면 어떻게 될까? 혹은 상대방을 돌리는 동작에서 중심을 잡지 못하고 흔들린다면 어떻게 될까? 물어보나마나 그 춤은 엉망이 되고 말 것이다.

이러한 이유로 댄스스포츠에 있어서 절대적으로 지켜져야 할 중요한 규칙중의 하나가 바로 상대방의 공간을 인정하고 그것을 침범하지 않는 것이다. 그것은 댄스에 있어서 보이지 않는 무언無言의 약속이기도 하며 댄스스포츠가 가지고 있는 특징이라고 할 수도 있다. 영화 더티댄싱Dirty Dancing에서도 춤을 처음 배우는 제니퍼 그레이베이비 역에게 페트릭 스웨이지는 바로 영역의 중요성에 대해서 강조를 한다. 그리고 생대방의 영역에 침범하지 말라고 주의를 준다. 이는 앞서 말한 "상대방 걱정 말고 네 춤이나 잘 추어라"하는 말과 일맥상통하는 것이며 초보자가 꼭 지켜야 할 규칙이기도 하다. 결국 댄스스포츠는 상대방의 공간을 인정하는 가운데 조화를 만들어가는 춤으로 리더는 리더의 자세로 펠로우는 펠로우의 자세로 자신의 역할에 충실하면 아름다운 조화를 이룰 수 있다는 철학이 담겨져 있는 것이다.

이러한 관점에서 삼국유사三國遺事에 나오는 충담사忠談師가 경덕왕에게 백성을 편안하게 다스리기 위한 방법으로 들려준 안민가安民歌는 우리에게 시사하는 바가 크다.

> 임금은 아버지이고
> 신하는 사랑을 하실 어머니요
> 백성은 어리석은 아이라고 하실지면
> 백성은 그 사랑을 알리라.
> 꾸물거리며 사는 물생物生에게
> 이를 먹여 다스린다.
> 이 땅을 버리고 어디로 가겠는가 하면
> 나라 안의 유지됨을 알리라.
> 아아! 임금답게, 신하답게, 백성답게 할지면
> 나라 안이 태평하리리라.

이미 일천년 전 우리나라 가요에서 "임금은 임금답게, 신하는 신하답게, 백성은 백성답게 하면 나라 안이 태평할 것이다."라는 내용은 바로 리더는 리더답게, 펠로워는 펠로워답게 자신의 역할에 충실하라는 댄스스포츠의 철학과도 놀랍게도 일치한다. 그리고 이는 우리네 부부생활에도 커다란 의미로 존재한다.

댄스 커플 속에도 댄스를 이끄는 리더와 이를 따라가는 펠로워가 있듯이 가정에도 마찬가지로 가정을 이끄는 리더와 이를 도와주는 펠로워가 있다. 일반적인 가정의 구조는 댄스스포츠처럼 리더 역할은 남자가 펠로워 역할은 여자가 맡아서 한다. 이러한 구분은 통상적으로 경제적인 부분 혹은 가부장적인 풍습으로 인하여 이루어지게 되는데 최근에는 이 역할이 뒤바뀌는 경우도 종종 있다. 따라서 필자는 정서의 변화를 인정하기 위하여 누가 리더를 맡고 누가 펠로워를 맡을 것인가에 대한 규정은 따로 지정하지 않기로 하겠다. 다만 리더는 리더답게 가정을 이끌어야 하고 펠로워는 펠로워답게 곁에서 함께 도와야 한다는 것에는 절대적으로 동감한다. 그리고 이들의 철저한 역할 분담은 서로의 영역에서 최선을 다할 때가 가정의 화목이라는 조화로움으로 나타나게 된다는 원칙에는 변함이 없다.

그러나 문제는 작금의 현실이 그렇지 못하다는데 있다. 최근에 들어와 많은 가정이 공중 분해되고 있는데 이러한 가정을 잘 살펴보면 서로의 역할분담에 신뢰를 주지 못하고 각자의 영역에 서로 침범을 하는 경우가 대부분이었다.

이들은 대부분 리더의 역할을 맡은 사람이 때로는 펠로워의 역할을 하게 되고 펠로워의 역할을 하던 사람이 리더의 역할을 하겠다고 주장하는데서 시작되는데, 기존의 질서와 규정이 서서히 깨지는 작은 변화는 점차 발전하여 서로를 의심하기 시작하고 종래에는 상대방을 구속하려 든다. 구속은 부부가 지켜야 할 가장 기본적인 규칙인 배려와 신뢰를 무시하는 행동으로 가정 파탄의 근본적인 원인이 된다.

일반적으로 행복한 가정은 서로의 영역에 대하여 존중을 하며, 그 영역을 함부로 침범하려 하지 않는다. 오히려 상호보완하고 조화를 이루려 하며 상대방을 구속하기보다는 영역 안에서 자유롭게 지낼 수 있도록 배려를 한다. 때문에 개인으로 살았던 결혼이전의 자유로움이 어떤 형태로 변하던 근본적인 가치는 변하지 않게 되는 것이며 또 다른 자유로움 속에서 나름대로의 행복감을 느끼게 되는 것이다. 그리고 그것은 상호 신뢰를 바탕으로 끊임없이 이루어지게 되는 것이다.

그러나 그렇지 않은 가정은 서로의 행동에 의심을 하며 끝없이 자신의 안 속에 그것을 가두어 두려고 한다. 마침 상대방이 자신의 일부인 것처럼 말이다. 그런 가운데 구속을 가하는 사람은 상대방으로 인하여 스스로가 구속을 받고 있다는 생각을 하기도 한다. 구속에서 느껴지는 답답함은 상대방의 역할에 대하여 침범을 하려고 들며, 결국 이러한 모든 의심이 가정의 파탄이라는 가장 불행한 결말로 치닫게 되는 것이다.

이솝우화에는 서로의 역할에 대하여 불만을 갖고 의심을 하는 것이 어떤 결말을 맺게 되는가에 대한 것을 뱀의 머리와 꼬리의 이야기로 대신 해주고 있다.

항상 머리의 역할에 대하여 불만을 갖던 꼬리가 서로의 역할을 바꾸어 보기로 제안한다. 머리는 내키지는 않았지만 이를 승낙하였다. 그러나 눈이 없는 꼬리는 가시덤불이나 불구덩이로 가기 일쑤였고 결국 수레바퀴에 치여서 죽음에 이른다는 이야기이다.

가정생활은 댄스스포츠와 마찬가지로 보이지 않는 수 없는 규칙과 규율이 있다. 그리고 그러한 모든 것은 상호 배려하고 신뢰하는데서 출발한다. 남편은 남편같이 아내는 아내같이 자신의 역할을 충실히 할 때 그 가정은 분명 평온할 것이다.

5. 조화의 아름다움

댄스에 있어 파트너간의 지속적인 관계 유지 혹은 가정에 있어서 건실한 부부의 관계 유지를 동양학적인 관점에서 본다면 한 마디로 음양의 조화라고 할 수 있을 것이다. 이 같은 이유는 인간 구성의 가장 기본적인 개념인 남녀가 서로 대칭하는 것이고 이러한 접근 방법은 바로 음양의 공식과도 일치하기 때문일 것이다. 하지만 우리는 음양의 조화라는 개념에 접근하기 전에 음양이 무엇인지에 대한 것을 잠시 이해해야 할 것이다.

한의학 최고最古의 원전原典으로 꼽히는 황제 내경의 음양응상대론陰陽應象大論을 보면 다음과도 같은 문구가 나온다.

음양陰陽이란
천지天地의 길[道]이고
삼라만상을 통제하는 강기綱紀이다.
변화를 일으키는 주체로서

살리고 죽이는 것이 여기서 나온다.
또한, 신명이 깃들인 집으로서
인간과 삼라만상의 병病은
반드시 음양의 조절을 통해서 고칠 것이다.

이렇게 본다면 음양의 이론은 사람이 살아가는 원초적인 형태부터 제시하는 개념으로서 그 이치 또한 무궁하다 할 수 있는데, 그렇다면 음양에서 말하는 조화란 과연 무엇일까? 결과적인 형태에서 음양의 조화를 설명한다면 아마도 다이아몬드와 석탄의 비교라고 할 수 있을 것이다.

석탄이나 다이아몬드 모두 탄소로 이루어진 동일 물질이다. 그러나 하나는 보석의 여왕이라 불릴 정도로 아름다움을 뽐내며 고가의 상품가치를 나타내고 있고, 다른 하나는 겨울철 이외에는 별로 효용가치가 없는 물품이다. 그나마 요즘에는 석유나 가스를 쓰는 경우가 많아서 이제는 거의 환영을 받지 못하고 있는 물질이다. 결국 이 차이는 조화의 차이인데 그 조화가 완벽하게 이루어진 다이아몬드는 쇠를 가르고 유리를 자르는 가장 튼튼한 광물질임과 동시에 값비싼 보석이 되었고, 부조화로 이루어진 석탄은 탄광에서도 홀대를 받는 물건으로 전락해 버리고 만 것이다.

댄스스포츠에서 가장 중요하게 생각하는 요소가 바로 하모니이다. 하모니는 자신과 파트너가 함께 만들어가야 하는 완벽한 조화를 의미한다. 상대방의 실력에 관계없이 하모니를 이루지 못하면 아무리 세상에서 가장 잘 추는 댄서라고 할지라도 완벽한 춤을 추었다고 할 수는 없는 것이다.

그렇다면 하모니는 과연 무엇에서 출발을 할까? 그것은 바로 양보와 배려이다. 아무리 자신의 기량이 뛰어나다 해도 상대방이 그 수준에 이르지 못하면 실력을 낮추어야 한다. 다시 말해서 자신의 실력이 80%의 기량을 갖추었고, 파트너가 30% 정도의 실력을 갖추었다면 80%의 실력을 갖춘 사람이 30%로 낮추어야 한다는 것이다. 자신의 실력을 따라오지도 못할 사람에게 80%의 기량을 발휘한다면, 아마도 춤을 추기도 전에 판은 깨지고 말 것이며 설혹 춤을 춘다고 하더라도 계속 리듬이 깨지고 호흡이 맞지 않아 즐겁지 않은 댄스가 되고 만다. 서로 간에 눈높이를 맞춘다는 것! 그리고 눈높이를 맞추기 위하여 상대방에게 배려한다는 것! 어쩌면 이것은 세상을 살아감에 있어 공동체의 교감을 느끼게 해주는 가장 기본적인 요소일 것이며, 타락과 더러움으로 가득 찬 이 사회를 정화시키는 가장 중요한 철학일 것이다.

얼마 전 댄스스포츠를 전공으로 하는 제자 중 한 명이 찾아

와서 파트너와 헤어졌다는 말을 한 적이 있다. 평소 댄스에 대한 열정과 노력이 남달랐던 제자였기에 파트너와 헤어졌다는 말에 적지 않게 놀랐다. 나는 그들이 왜 헤어졌는가에 대하여 자세히 알아보았다. 그 원인은 바로 그들의 욕망을 100% 달성하려 했다는데 있었다. 댄스스포츠에서 자신의 파트너를 만난다는 것은 무척이나 어려운 일이다. 특히 선수에게 있어서는 더욱 더 그렇다. 성격, 신체 사이즈, 그리고 기량 등이 서로 비슷해야만 제대로 춤을 출 수 있기 때문이다. 그래서 혹자들은 배우자 구하는 것보다 댄스 파트너 구하는 것이 더 어렵다는 말을 하곤 한다.

그럼에도 불구하고 이들이 헤어졌다고 하는 것은 함께 호흡을 맞추어 왔던 자신들에게 있어서는 상당 시간을 퇴보해야 하는 불리함이 있으며, 새롭게 만난 파트너와는 다시 호흡을 맞추어야 한다는 어려움이 있다. 따라서 가장 바람직한 자세는 기존의 파트너와 계속 함께 가야 한다는 것이다. 그리고 기존의 파트너와 계속 지속하기 위해서 서로의 욕망을 50%씩 감소시켜야 한다.

파트너 또한 부부와 마찬가지로 전혀 다른 환경에서 자라다가 만난 서로 다른 사고를 가진 객체이다.(물론 남매가 파트너일 경우는 조금 다르지만) 때문에 자신의 욕망을 100% 표출할 경우 충돌이 일어날 수밖에 없는 것이다. 그러나 서로의 욕망을 반으로 줄여 서로 하모니를 맞출 경우 그 효과는 50%에 50%를 더한 100%가 아닌 200%, 300%가 될 것이다.

이러한 하모니는 비단 댄스스포츠에만 적용되는 것은 아니라 우리의 삶에 꼭 적용시켜야 하는 지표이다. 이 사회가 타락하고 더러워질 수밖에 없었던 원인 중의 하나가 바로 극단적인 이기주의의 만연이다. 남은 생각하지 않고, 자신의 주장만을 생각하고, 그렇지 않을 경우 심지어는 상대방을 해하는 것이 바로 극단적인 이기주의이다. 나를 50%만 생각하고 상대방을 위하여 남은 50%의 욕망을 배려로 바꾼다면 아마도 이 사회는 살맛나는 사회로 바뀔 것이다.

우리가 댄스스포츠를 하는 이유는 바로 하나의 커플이 이루어내는 아름다움의 요소와 함께 건강, 그리고 배려하고 이해하는 마음을 통하여 정말로 사람이 살아가는 사회를 만들어 낼 수 있기 때문이다.

6. 천려일실千慮一失을 생각하는 지혜

아이들 싸움이 어른 싸움된다는 말처럼 대부분의 싸움을 살펴보면 아주 사소한 것에서부터 시작되고 있음을 알 수 있다. 물론 이면에는 오랫동안 깊은 불신과 증오가 내재되어 왔기 때문에 이러한 일들이 발생할 수도 있겠지만 이것도 따지고 보면 아주 작은 일에서부터 기인하고 있다. 흔히 100시간 전쟁 혹은 축구전쟁이라고 불리는 엘살바도르와 온두라스 사이에서 벌어졌던 전쟁도 1969년 양국간에 있었던 월드컵 축구 예선 경기가 계기가 되었다. 올림픽과 함께 온 인류의 평화적 축제로 평가받고 있는 월드컵이 피비린내 나는 전쟁의 도화선이 되었다는 점에서 조금은 아이러니함을 느끼기도 하지만 아주 작고 사소한 불신과 원망의 구멍이 커다란 뚝을 무너뜨리는 결과를 초래한다는 진리를 증명하는 실례라고 할 수 있을 것이다.

비단 이러한 전쟁뿐만 아니라 가정불화의 씨앗이 되는 부부 싸움도 사실 알고 보면 별 것 아닌 것에서 시작된다. 그리고 그 싸움은 바로 자신의 배우자를 평가하는데서 출발하기도 한다. 필자가 이제부터 엮어가는 한 부부의 대화는 비록 가상적이기는 하지만 많은 사람들이 공감할 것이다.

남편 : 나 이달 용돈이 조금 부족한데 조금만 더 주면 안 될까?

아내 : 아니 한달에 30만원이면 충분하지 뭘 더 달래요? 당신 쥐꼬리만한 월급으로 살림살기가 얼마나 빠듯한지 알아요?

남편 : 이번에 모임이 많거든 그러니깐 조금만 더 주라..

아내 : 당신 한달에 30만원이 얼마나 많은 줄 아세요? 옆집 철수아버지는 한달에 20만원을 용돈으로 쓰면서도 남겨서 철수 엄마에게 향수도 사준다고 하던데 도대체 당신은 뭐하는 사람이에요?

남편 : 아니 30만원이 뭐가 많아? 당신 사회생활 해봤어? 나가는 돈이 얼마인데… 그리고 철수 아버지가 20만원 가지고 한달을 산다고? 그 사람 뭐 다른 데에서 생기는 돈이 있는가보지? 그리고 말이 나와서 하는 건데 당신 앞집 영희 엄마 봐! 영희 아빠는 나보다 더 벌지도 못하는데 한달 용돈이 50만원이라고 하더라. 그러

고도 매일 식단에 올라오는 반찬하며 나긋나긋하게 대하는 말투하며… 당신 영희엄마 반만 닮아도 원이 없겠다.

아내 : 아니? 뭐라고요? 근데 왜 나하고 결혼했어요? 그 잘난 영희 엄마하고 결혼하지?

남편 : 나도 그러고 싶어. 근데 당신은 왜 나하고 결혼했어? 향수 사주는 철수 아빠하고 결혼하지?

남편 아내 : 아무튼 우리는 뭔가 맞지 않는 부부야 …

"화성에서 온 남자 금성에서 온 여자"의 저자 존 그레이는 그의 글에서 화성에서 온 남자와 금성에서 온 여자가 지구라는 제3의 장소에서 서로 만나 사랑을 하지만 오랫동안 살아왔던 환경 즉 지역적 차이, 문화적 차이, 그리고 남과 여라는 개념의 성적 차이 등이 달라, 같은 언어를 서로 다른 의미로 해석하여 오해와 불신이 이루어진다고 말을 했다. 이런 측면에서 볼 때 부부 혹은 광의의 개념인 이성간의 싸움은 상호 대화를 나눔에 있어 언어를 이해하는 차이에서 오는 것이라고 볼 수 있기 때문에 학습을 통하고 내면의 개념을 통한 서로의 이해를 구하면 어느 정도 개선을 해 나갈 수 있을 것이다.

그러나 이 부부의 대화 중 또 다른 불화를 초래한 요소가 있는데 그것은 서로 간에 자신의 배우자에 대하여 다른 사람과 비교하여 점수를 부여하고 그 점수 안에서 평가하려고 한다는 것이다. 자신의 아내, 혹은 자신의 남편이 다른 어떤 사람과 비교하여 그보다 부족하다 생각될 때 당연히 매사에 하는 모든 일들이 못마땅할 수밖에 없다. 그리고 스스로는 "내가 미쳤지. 왜 저 사람과 결혼해서 이 모양 이 꼴이 되었나."하며 신세타령만 하게 된다. 사랑이란 느낌은 상대방을 완벽하게 보이게 하기 때문에 시간이 지나 완벽함이 사라진다는 느낌이 오면 사랑의 감정은 점점 멀어지게 된다. 물론 부부 생활에 있어서 사랑만이 전부일 수는 없지만 사랑은 전혀 다른 세계에서 살던 두 사람을 같은 세계로 묶어 놓은 시발점이 되기 때문에 분명 그 존재가 가지고 있는 위치는 클 수밖에 없다.

옛 고사에 천려일실千慮一失이라는 말이 있다. 직역하면 천 가지 가운데 한 가지 실책이라는 뜻으로 한漢나라의 유방과 초楚나라의 항우가 대결을 벌이는 초한지에 나오는 명장 한신과 이좌거가 대화를 하던 중에 생겨난 말이다.

> 한신이 조나라를 공격하여 이좌거라는 장군을 포로로 잡았다. 이좌거는 지와 덕을 겸비한 장군이었기 때문에 한신은 내심 그를 자기사람으로 만들고 싶었다. 때문에 한신은 이좌거의 포

박을 손수 풀어주고 그를 환영하는 주연을 베푸는 등 많은 신경을 썼다. 얼마의 시간이 지나 한신은 이좌거에게 연나라와 제나라를 공략하는 계책을 물었다. 그러자 이좌거는 "패한 장수는 병법을 말하지 않는다."[敗軍將 兵不語]라며 말을 하지 않았다. 한신은 재차 그에게 정중하게 대하며 물었다. 그러자 이좌거는 이렇게 말을 했다고 한다.

"패장이 듣기로는 지혜로운 사람이라도 많은 생각을 하다 보면 반드시 하나쯤은 실책이 있고[智者千慮 必有一失] 어리석은 사람이라도 많은 생각을 하다보면 반드시 하나쯤은 득책이 있다[愚者千慮 必有一得]고 했습니다. 그러니 패장의 생각 가운데 하나라도 득책이 있다면 이만 다행이 없을까 하옵니다."

그 후 이좌거는 한신의 참모가 되어 크게 공헌했다고 한다.

지혜로운 사람에게도 어느 정도 범실이 있을 수 있고, 지혜롭지 못한 사람에게도 찾아보면 득이 되는 것이 있다는 의미의 천려일실[千慮一失]. 이 말을 우리의 배우자에게 적용해보는 것은 어떨까? 지금 내 눈앞에 있는 배우자가 아무리 못났다고 해도 잘 살펴보면 좋은 점도 많이 있음을 아주 쉽게 느낄 수 있을 것이다. 왜냐하면 아주 못마땅하여 좋은 것이라고는 찾아볼 수도 없는 사람이었다면 애시 당초 함께 살아갈 생각도 하지 않았기 때문이다. 따지고 보면 무엇인가 마음에 드는 것이 있었기에 결혼을 해서 가정을 꾸려나가는 것이 아니겠는가? 살아가면서 힘이 드는 경우가 있어 다른 가정의 그 누군가가 자신의 배우자보다 나을 것이라 생각해보기도 하겠지만 그 또한 그와 관련된 한 가지 단편만 본 것이지 전체를 평가한 것은 절대적으로 아닌 것이다. 혹 자신이 생각했던 그 사람의 배우자를 만나 이야기를 들어보면 평상시 자신이 생각했던 그것과는 많은 차이가 있음을 알게 될 것이다. 따라서 분명한 것은 다른 사람과 비교하여 내 배우자를 채점하기보다는 지금 내 앞에 있는 바로 그 배우자가 조금은 뭔가 마음에 들지는 않지만 그래도 내가 본 사람 중에 바로 최고의 사람이라고 생각하는 마음가짐이 중요하다는 것이다.

필자는 가끔 댄스스포츠를 하는 선수들과 이야기를 나누다 보면 지금의 파트너와 헤어지고 새 파트너를 구했으면 하는 생각을 갖게 된다는 말을 듣곤 한다. 물론 그런 생각을 하게 되는 가장 큰 요인은 연습도중 서로의 의견차 때문에 심하게 다투게 되는 데에 있다. 이 말을 들을 때마다 가정에서의 부부생활과 댄스스포츠에서의 파트너 생활이 어쩌면 이렇게도 일치할까 하는 생각을 하게 된다. 물론 한쪽은 법률적으로 인정을 받아야 하는 것이고 다른 한쪽은 그러한 구속력은 없는 것이기도 하지만 같은 개념 속에서 본다면 거의 동일하다고 할 것이다. 그렇기 때문에 필자가 댄스스포츠와 부부유별이라는 제목으로 이러한 글을 써오고 있는 것이기도 하지만…

혹자들은 아내나 남편을 구하는 것보다 댄스스포츠의 파트너를 구하는 것이 더욱 힘들다 라는 말을 하곤 하는데 필자는 이 말에 전적으로 동감을 한다. 부부야 서로 사랑하고 함께 살아야겠다고 생각해서 결혼하면 그만이지만(물론 그 안에 여러 가지 복잡한 것은 제외하도록 하자) 댄스스포츠 파트너는 서로 간의 실력, 크기 등 상당 부분이 일치해야만 가능하기 때문에 그 만큼 선택의 폭은 작을 수밖에 없다. 때문에 그렇게 구하기 힘든 파트너를 구해서 연습을 하는 그 자체만으로도 그 사람은 매우 행복한 것이다. 때로는 서로 의견의 차가 있어 다툼도 할 수 있는 것이며 혹은 대회 성적이 좋지 않아 갈등도 할 수 있을 것이다. 그렇다고 해서 그때마다 다른 선수들과 비교하여 내 파트너를 평가하고 다른 파트너를 구했으면 하는 바램을 갖는다면 그 팀은 십중팔구 단 한걸음도 발전하지 못하고 그냥 주저앉아 버리고 말 것이다.

A라고 하는 사람이 지금의 파트너가 마음에 들지 않아 무작정 헤어졌다고 가정하자. A는 다른 파트너를 구하기 위하여 이리저리 찾아 헤매는 동안 많은 시간을 소비하게 될 것이다.

제대로 연습도 하지 못하고 주저앉아 있는 그 시간은 그리 길지 않은 선수기간에 비교한다면 매우 소중하고 아까운 시간일 수밖에 없다. 그리고 어쩌다가 새로운 파트너를 만나 연습을 한다고 해도 서로 간에 호흡을 맞추기 위하여 상당기간을 또 다시 노력해야 한다. 물론 새로운 파트너가 전 파트너보다 훨씬 훌륭하여 보다 발전할 수 있는 기회가 있다면 좋겠지만 그 또한 가정일 뿐이지 전 파트너보다 훨씬 못한 파트너를 만나게 되면 다시 처음부터 새로 시작해야 하는 어려움을 또 겪게 될 수도 있는 것이다.

천려일실千慮一失을 생각해보자. 아무리 완벽한 사람이라고 해도 천번 생각하면 한번쯤은 실수할 수 있는 것처럼 완벽한 사람은 없는 법이다. 지금 내 앞에 있는 사람이 무엇인가 못마땅하게 하고 힘이 들게 한다면 그 원인은 그 사람뿐만 아니라 자신에게도 있는 것이다. 좋지 않은 상황을 더욱 안 좋게 생각하여 극한 방향으로 흘러가게 하기보다는 지금 함께 하고 있는 사람의 좋은 점을 찾아서 그 방향으로 힘을 실어주는 것이 더욱 슬기로운 대처 방안이 아닐까?

오늘날 이혼과 파트너의 결별이 너무도 손쉽게 일어나는 우리에게 있어 천려일실千慮一失의 사고는 많은 것을 생각하게 한다.

7. 나[自我]를 이해한다면

나[自我]를 찾아라! 나[自我]를 알아라!

과거 선인들이 목이 터져라 외쳤던 말씀 중 아마도 가장 많은 부분을 차지한 것이 바로 나를 찾으라는 이야기일 것이다. 마치 우리나라 가요에 있어서 가장 많은 소재로 쓰인 것이 “사랑”에 관한 것처럼 말이다.

서양의 철학자 소크라테스는 “너 자신을 알라”라고 말을 했고, 불가[佛家]에서도 “참 자아[自我]를 찾는 것이 곧 부처를 찾는 것이다”라며 자성[自省]하는 것을 무엇보다 강조하였다. 결국 나를 안다는 것이 곧 해탈이요, 열반[涅槃]의 세계로 들어가는 지름길이라는 것이다. 열반의 세계는 과연 무엇을 말하는 것일까? 열반이란 타던 불이 꺼져 완전히 소멸된 상태라고 생각하면 별 무리가 없을 것이다. 본래 열반은 니르바나[nirvana]를 소리나는 대로 적은 말로 불어서 불을 꺼버린다 라는 뜻을 가지고 있다.

그러나 여기서 말하는 불은 현상적으로 보이는 타오르는 불

[火]이 아니라 마음에서 타오르는 삼독[三毒]의 불을 의미하는 것으로 사리자[舍利佛]는 이를 소멸하는 것 즉 탐욕의 소멸, 노여움의 소멸, 어리석음의 소멸을 바로 열반이라고 말을 했다. 탐욕에 시달리고, 이리저리 분노하면서 혈압만 올리고, 또 자신이 살기 위하여 아우성치며 남을 헤치고 하는 이러한 모든 행위는 지옥일 수밖에 없으며 이에서 벗어나는 것이 바로 극락의 세계인 것이다. 결국 지옥과 극락은 종이 한 장 차이이며, 이에 대한 근본적인 해결점은 바로 나에게 있는 것이다.

노자[老子]도 "자지자명[自知者明] 지인자지[知人者智]"라는 말씀으로 자아에 대하여 말을 하였는데, 해석을 하여 보면 "나를 아는 자는 명[明]하고, 사람 즉 남을 아는 자는 지[智]하다"라는 뜻으로 나를 알고 밝히는 것이 바로 명[明]이고, 사물을 알려고 하는 지식이 지[智]라는 것이다. 노자는 명지[明智]를 행함에 있어 우선 나를 밝게 하고 그리고 난 후에 남을 알려고 노력하라고 말했다. 이 말은 손자[孫子]의 자신을 알고 난 후에 적을 알면 백전백승이라는[知彼知己 百戰百勝] 말과도 일맥상통한다고 할 수 있겠다. 결국 나를 안다는 것은 단순히 안다는 개념을 넘어서 작게는 상대를 포용하고 넓게는 세계를 이해할 수 있게 만들어주는 철학이라 할 수 있는 것이며 인간과 인간이 사는 세상에서 무엇보다 먼저 깨우쳐야 할 덕목이 바로 이것이라 할 수 있겠다.

댄스스포츠를 한다는 것! 이것은 바로 인간과 인간이 만나서 리더는 리더답게, 펠로워는 펠로워답게 최상의 하모니를 이루어야 만이 미적인 가치가 극대화될 수 있다.

부부생활을 한다는 것! 이것 또한 남과 여라는 인간이 만나서 남편은 남편답게 아내는 아내답게 최상의 조화를 이루어야 만이 행복한 가정생활을 영위할 수 있다.

이런 이유로 필자는 댄스스포츠와 부부생활은 남과여, 그리고 역할 분담 그리고 상호 조화라는 측면에서 서로 일맥상통한다고 말을 하는 것이며 서로 비슷한 철학 속에서 운영되고 있다고 생각하는 것이다. 때문에 즐거운 댄스스포츠 생활을 위해서 원활한 부부생활의 이론을 가져와 이에 접목시키기도 하고, 또 반대로 행복한 부부생활을 위해서 댄스스포츠에서 지켜져야 할 예절을 가져오기도 하는 것이다.

부부 혹은 부부가 이끄는 가정이란 무엇인가? 가정은 가장 작은 최소 단위의 인간과 인간이 만나서 삶을 만들어 나가는 것으로 이 세계를 지탱해주는 가장 작은 최소 단위의 사회라고 할 수 있다. 요즘 이 사회가 무너지는 경향이 비일비재하게 일어나고 있는데 그 원인이야 여러 가지가 있겠지만 대부분의 사람들은 그 원인이 상대방 즉 배우자에게 있다고 생각한다. 다음의 글은 이혼에 대하여 고민을 하는 어느 여성이 인터넷에 올린 글이다.

(상략)

남편이 딱히 바람을 피우는 것은 아니지만,

남편이 날 사랑한다는 생각이 들지 않습니다.

아뇨, 매우 싫증을 내고 있다는 생각이 들죠.

자주 싸웁니다.

사소한 말다툼으로도 남편은 쉽게 집을 나갑니다.

그리고 좋아하는 낚시를 하러가죠.

출근하기 전날엔 들어옵니다. 옷도 갈아입고 씻어야 하니까.

그때 대화를 시도 해보면

남편은 늘 이혼을 생각하고 있고

아직 결론을 내지 못했으니 기다려 달라고 합니다.

사소한 말다툼에도 말이죠.

대부분 싸운 이유는 남편의 취미생활을 제가 못마땅하게 여겨서 이기도 합니다.

그 취미생활을 하느라 다른 해야 할 일은 전혀 안하는 사람이거든요.

시댁 식구들이나 제 식구들한테도 많이 소홀하고

친구 결혼식도 낚시나 스키 스케줄이 잡히면 거짓말 하고 안가는 사람입니다.
돈도 엄청 씁니다. 자기 취미생활에.
둘의 미래를 위해 저축 하는 것은 꿈도 꾸지 못합니다.
전 산을 좋아합니다. 복잡한 일이생기면 산에 다녀오면 마음이 많이 진정되죠.
그 좋아하는 산을 같이 한번도 갈수 없었습니다.
낚시나 스키는 지겹도록 다녔지요.
전 그 사람의 취미생활을 전부 다 포기 시키려는 게 아닙니다.
할 도리도 하고 살고, 가끔은 산에도 가자는 거죠.
주말을 온통 밤낚시와 낮잠으로 보내니, 다른 거 할 시간이 생기질 않습니다.
그래서 늘 싸우고 나면 그 사람이 얘기하는 건
내가 자기 옆에 있다간 더 망가질 거라고
더 힘이 들 거라고
자기는 원래 그런 사람이라고,
그러니 이혼하는 게 나을 거라는 겁니다.
(하략)

대부분의 사람들은 자신을 합리화 하거나 혹은 자신의 과오를 축소를 시킨 상태에서 글을 쓰거나 말을 한다. 다시 말해서 어떤 대상 즉 현재 이슈화되는 문제에 직접적으로 개입하지 않고 있는 제3자에게 말을 하거나 혹은 글을 때에는 상대방에게 자신의 생각에 대하여 동의를 구하는 경우가 많기 때문에 자신의 과오는 은폐하는 경우가 허다하다는 것이다.

이 글을 읽다보면 남편의 취미 생활이 원만한 가정을 꾸려 나가는데 전적으로 방해가 된다는 느낌을 받게 된다. 하지만 조금 더 자세하게 읽어보게 되면 그 원인이 꼭 남편에게만 있는 것은 아니라는 결론에 도달하게 된다. 필자는 위 글에서 느꼈던 몇 가지 의문점을 번호순으로 달아보았다.

첫째, 남편이 왜 가정을 버리고 밖으로만 나돌까?

둘째, 왜 아내는 남편의 취미 생활이 못마땅할까? 단순하게 남편이 취미 말고는 하는 일이 없어서일까?

셋째, 혹시 남편의 취미생활에 밀려서 본인의 취미생활을 못하기 때문에 이런 감정을 갖고 있는 것은 아닐까?

위 글에서 극한 대립에 이르는 근본적인 원인 중의 하나가 바로 남편이 아닌 아내의 집착과 아집에 있다는 것을 느낄 수 있을 것이다. 그렇다고 해서 문제의 해결 없이 밖으로 나도는 남편이 잘했다는 것은 결코 아니다. 왜냐하면 여기서도 대립되는 현상은 어느 하나가 일방적으로 잘못 했다는 것보다는 상대적인 것이 더 강하기 때문이다.

사람에게서 일어나는 대부분의 감정은 어쩌면 상대적인 관계에서 일어날 수밖에 없다. 특별하게 이유가 있어서라기보다는 상대방이 어떠한 형태로든 자신에게 불편하게 했기 때문에 좋지 않은 상태로 나가게 되는 것이고 기쁘게 했기 때문에 좋은 관계를 유지하게 된다. 그렇다면 반대로 내가 스스로 변한다면 어떨까? 그렇게 하기 위해서는 먼저 내 자신을 냉정하게 들여다 볼 필요가 있다. 지금 내 모습은 어떠한지, 상대방을 힘들게 하는 것은 아닌지. 결국 내가 가지고 있는 탐욕과 노여움 그리고 어리석음을 발견하고 이를 소멸시키고자 먼저 노력한다면 앞의 글에 나타난 현상은 다른 행복의 방향으로 쉽게 전환될 수 있을 것이라 믿어 의심치 않는다.

댄스스포츠가 제시하는 철학 중 자아를 밝히는 구체적인 실천 항목을 제시하라고 한다면 필자는 서슴지 않고 "상대방을 배려하는 것이다."라고 말을 제시한다. 댄스스포츠는 함께 추는 춤이지만 휘겨들이 너무도 과학적이어서 리더와 펠로우 모두 각자의 춤에 대하여 최선을 다해야만 하모니가 이루어지게 되어 있다. 다시 말해서 춤의 조화가 깨어진다는 것은 누군가가 제대로 춤을 추지 않았다는 반증이 되는 것이다. 하지만 많은 수의 댄스스포츠 인들은 그 춤의 조화가 이루어지지 않을 때 소위 피드백이라는 명목 아래 상대방을 지적하며 똑바로 하라는 경고를 준다. 이러한 현상은 특히 상급자와 하급자로 이루어진 커플보다는 비슷한 기량을 가진 커플들의 경우 많이 나타나게 되는데 이로 인하여 둘 사이에 불협화음이 생기고 상대방을 비난하며 나아가서 헤어지는 부분에 대해서도 고려하게 된다.

그러나 잘 살펴보면 서로 간에 배려하지 않은 상태에서 본인 눈높이로 춤을 추어 상대방의 중심이 흔들리게 되고 이로 인하여 본인에게 불편함을 주는 경우가 허다하게 나타나는 것을 알 수 있다. 결국 내 자신이 불편함을 느끼게 되는 것의 원인이 바로 타인이 아닌 본인에게 있음을 알 수 있게 되는 것이다.

댄스스포츠에 있어서 조화를 이룬다는 것은 결국 내 자신의 춤을 알고 그 바탕 속에서 상대방의 춤을 인식하고 배려하려는 마음을 가져야 함을 의미한다. 그리고 그 안에는 탐욕적인 요소도, 어리석음의 요소도 분노의 요소도 모두 버린 채 오로지 상대방을 배려하기 위한 내 춤에 최선을 다해야 가능한 것이다.

내 스스로 나를 안다는 것!

내 스스로 나를 평가한다는 것!

어쩌면 가장 쉬운 말이면서도 행하기 힘든 말이지만 그래도 행하도록 노력해야 한다. 내 자신의 현 위치를 알아야만 상대방을 배려하는 마음이 생기기 때문이다.

8. 따로 또 같이

필자가 근무하는 학교는 비교적 넓은 평지로 되어 있다. 40만평의 땅에 도로 정비 또한 잘 되어 있어서 새벽 무렵이나 저녁때가 되면 많은 학생들과 동네 주민들이 운동 삼아서 조깅이나 산책을 한다. 특히 해질 무렵 저녁놀이 온 하늘을 오렌지 빛으로 뒤 덮을 때면 울긋불긋 체육복을 입은 사람들의 역동적인 모습과 어울려 한편의 살아있는 그림을 보는 것과 같은 감동을 받을 때도 있다.

이러한 분위기 속에서 요즘 매우 급격한 속도로 선풍을 일으키고 있는 운동이 바로 인라인스케이트이다. 인라인스케이트 열풍은 우리나라 전역에 불고 있는 열풍이기도 하지만 우리 학교의 지형적 여건이 인라인을 타기에는 너무도 적합한 곳이라 많은 사람들이 즐기고 있다. 초보자부터 숙련자까지 다양한 기술을 익히기 위하여 종이컵을 놓고 연습을 하거나 혹은 하키 시합을 하기도 한다. 또 어떤 학생들은 최고의 속력을 내기 위하여 힘차게 킥을 하며 질주를 하기도 한다. 이들이 한발 한

발 내딛으며 나가는 모습을 보고 있노라면 우리의 젊은 학생들과 대학이 살아 숨쉬고 있음을 느낀다.

그런데 이들이 주행하고 있는 모습을 가만히 보고 있는 동안 아주 단순하지만 그간 일상에서 많이 보았음에도 불구하고 느끼지 못했던 새로운 사실을 알게 되었는데 그것은 바로 이들이 내딛으며 나가는 발이 양발이 아닌 모두 한쪽 발만을 이용하는 것이며 이를 교차적으로 움직이면서 나간다는 것이다. 분명 우리는 두발로 걷고 있고 모든 걸음은 두발로 걷는 것으로 알고 있으며 이러한 사실은 적어도 정상인에게 있어서는 불변의 진리이다. 그런데 필자는 인라인스케이트를 타는 모습을 자세히 살펴보다가 그 걸음이 두 발로 이루어진 것이 아니라 한 발로 나가고 있음을 알게 되었다. 특히 속도감을 느낄 수 있는 고속에서는 필연적으로 한 발 주행이 이루어지는데 이때 얼마나 한발로 오랫동안 갈 수 있는가가 속도를 좌우하게 되는 것이다.

혹자들은 그거 누구나 다 알고 있는 사실을 가지고 마치 뉴튼이 사과나무에서 사과 떨어지는 것을 보고 만유인력을 발견한 것처럼 뭐 그리 대단한 발견을 한 것처럼 이렇게 글을 쓰느냐고 반문할 것이다. 맞는 말이다. 필자는 물리학자가 아니기 때문에 그러한 물리적 법칙을 발견할 능력도 전혀 가지고 있지 않다. 하지만 아주 단순한 현상에서도 우리네 삶에 도움을 줄 수 있는 진리를 찾기 위한 관심은 늘 갖고 있기 때문에 이런 글도 쓰게 되는 것 같다.

사실 걷는다는 그 자체, 아니 인라인 스케이트를 탄다는 그 자체에는 별다른 의미가 없다. 그런데 재미있는 것은 주행 시 나타나는 발동작인데, 선행되는 발은 또 다른 발이 제대로 밀어주어야만 똑바로 나갈 수 있다는 것이다. 다시 말해서 앞으로 나간다는 것은 선행 발 스스로 홀로 나가는 것이 아니라 뒷발의 도움에 의하여 나가게 되는 것이며 앞으로 나간 발은 다시 뒷발이 앞으로 나갈 수 있도록 배려를 하는 가운데 뒷발의 역할을 다시 받아서 수행하게 되는 것이다. 이 때 선행 발이 나가기 위해서는 바로 뒤의 발이 타이밍을 잘 맞추어서 제대로 킥을 해주어야 하는데 이때 강하게 밀되 타이밍을 맞추지 못하면 몸이 앞으로 쏠리어 엎어질 수도 있으며 너무 약할 경우 추진력이 붙지 않아 속도를 제대로 낼 수가 없게 된다. 또한 밀어주는 뒷발이 자신의 역할을 제대로 다 끝내지 않고 앞으로 나가거나 제때 나가지 않고 뒤에서 오랫동안 머물 경우 스텝이 엉키게 되고 자칫 중심을 잃어 넘어져 크게 부상을 당하는 경우도 생기게 된다.

결국 제대로 된 인라인 스케이트를 타기 위해서는 앞으로 나가는 발이나 뒤에서 밀어주는 발이나 어느 한쪽도 중요하지 않은 것이 없으며 양쪽의 발은 따로 움직이지만 서로 조화 있게 협력을 이루어 같이 진행해야 하는데 이 때 서로가 상대의 역할에 최선을 다할 수 있도록 배려를 해야 한다는 것이다.

이러한 원칙은 우리의 댄스스포츠에도 그대로 적용이 된다고 볼 수 있다. 작게는 현상에 나타나는 스텝에서 크게는 리더와 펠로우가 함께하는 텐션의 철학까지 거의 댄스 전반에 걸쳐서 꼭 지켜야 할 규칙으로 인식되고 있다.

우리는 댄스를 추며 스텝을 배울 때 보통 선행되는 발이 모든 것을 다 결정하는 것으로 인식하고 있다. 때문에 다른 어떤 것보다도 선행되는 발을 익히기 위하여 많은 시간을 할애한다. 또 왈츠를 출 때 벌려지지 않는 다리 가랑이를 더 벌리기 위하여 안간힘을 쓰며 선행 발을 내밀고 삼바나 차차차를 출 때보다 다이내믹하게 보이기 위하여 열심히 선행 발에 힘을 주기도 한다. 그러나 그 모든 것은 바로 조용히 따라가는 것처럼 보이는 뒷발의 역할이 제대로 이루어져야만 가능하다는 사실을 아는 사람은 그리 많지 않다. 왈츠에서 앞발을 보다 크게 벌리며 나갈 수 있는 것은 바로 뒷발 즉 써포팅 풋Supporting Foot에서 밀어주기 때문이며, 차차차에서 스타카토 동작을 멋있게 연출하거나 탱고에서 보다 공격적으로 나아갈 수 있는 것도 역시 써포팅 풋Supporting Foot이 있기 때문에 가능한 것이다. 결국 춤에 있어서 선행발과 써포팅 풋은 주종의 관계가 아닌 모두 중요한 요소이며 둘의 움직임이 조화롭게 이루어질 때 아름다운 춤이 나오는 것이다.

춤을 추는 사람의 관계에서도 이 조화는 너무도 당연한 원리로 적용될 수밖에 없다. 댄스스포츠는 분명 둘이 추는 춤처럼 보이지만 실제로는 각자가 추는 춤이다. 다시 말해서 자신의 춤은 자신이 추어야지 남의 도움을 받아 출수는 없다는 것이다. 다만 춤의 동작들이 서로 조화를 이룰 수 있도록 만들어져 있기 때문에 자신의 역할에 최선을 다하여 춤을 춘다는 것 자체에 상대방을 배려해야 한다는 당위론적인 내용도 포함되어 있는 것뿐이다. 때문에 댄스스포츠는 같이 춤을 추는 것처럼 보이지만 실제로는 따로 춤을 추고 있는 것이며, 따로 춤을 추지만 그 안에는 같이 춤을 추는 조화로움이 묻어져 나오는 것이다.

조화를 이루는 곳에는 어느 것도 중요하지 않은 것이 없으며 그 어느 것도 홀대를 받아서는 안된다. 흔히 리더의 경우 펠로우를 그냥 따라 오는 존재로 인식할 수 있고, 펠로우는 리더를 자신의 모습을 보다 아름답게 만들어주기 위해 도와주는 사람 정도로 생각하는 경우도 있다. 그러나 펠로우의 아름다움은 리더의 완벽한 도움 없이는 이루어낼 수 없으며 리더 또한 펠로우가 없다면 그 존재 가치조차 논할 필요가 없는 자리이다. 결국 함께 댄스의 기쁨을 느낄 수 있는 경지에 다나르거나 혹은 최상의 댄스를 구현하기 위해서는 그 어느 것도 중요하지 않은 것이 없는 것이다. 그럼에도 불구하고 상대방의 역할에 대하여 이러쿵저러쿵 하는 이러한 정신자세는 때론 상대방의 의견을 경청하기보다는 무시하고 묵살하는 자세를 갖게 만들며 조화가 깨지는 것 또한 자신의 탓이 아닌 남의 탓으로 돌리는 오만함을 나타내기도 한다. 그리고 그들이 상대방에게 하는 말은 대부분이 "손발이 맞아야 뭐를 하지…"이다. 이 말 속에는 실수의 원인을 자신의 행동 속에서 찾기보다는 상대방의 부족함에서 찾으려고 하는 의도가 깊게 내재되어 있다. 이런 커플은 그리 오래 가지 않아서 깨지기 쉽다. 누구의 실수가 되었던 자신이 먼저 미안하다는 말을 할 수 있는 마음자세가 상대방을 편안하게 해주며 서로 노력하려고 하기 때문에 오랫동안 그 커플은 깨지지 않고 지속될 수 있는 것이다.

부부도 마찬가지이다. 밖에서 일을 하는 사람이나 가정을 돌보는 사람이나 모두 중요한 역할을 하고 있으며 자신의 영역에서 최선을 다할 때 그 가정은 빛나 보인다. 다시 말해서 아내가 해야 할 역할이나 남편의 역할 모두 중요한 것이라는 거다. 그러나 경제권이 곧 실세라는 요즘의 관념 때문에 저마다 모두 밖으로 나가 돈을 버는 것이 그간 배웠던 지식을 써먹는 것이라 생각하고 있으며 정장을 입고 나가 사무실에서 일을 해야 만이 사람구실을 하고 정체성을 찾는다고 생각하고 있다. 때문에 가정에서 이루어지는 일에 대해서는 단순한 노동 이상의 의미를 두지 않는다. 이런 생각은 남자의 경우 전통적인 습성에서 주장을 해왔고, 여자들은 이러한 남자들의 생각에 페미니즘 개념의 형태로 동조하면서 새롭게 부각되고 있다.

그러나 실상 그간 자신이 배웠던 분야에서 일을 하는 사람이 과연 얼마나 될까? 공대를 나와서 장사를 하는 사람도 있고, 인문학을 공부한 사람이 자동차 세일을 하는 경우도 허다하다. 그런 상황에서 그간 배웠던 지식을 꼭 활용해야만 정체성을 찾고 삶의 의미를 찾을 수 있다는 주장은 별로 공감이 가지 않는다.

필자는 이에 대한 논지를 전개하면서 꼭 남자가 밖에 나가야하고 아내가 집을 지켜야 한다는 주장은 하고 싶지 않다. 어쩌면 이런 생각은 과거 힘이 있는 남자가 밖에 나가서 사냥을 해야만 모든 식구들이 먹을 수 있었던 원시시대나 농경시대에 주장해야 합당할 수도 있기 때문이다. 하지만 전혀 다른 삶을 살았던 남녀가 만나 부부로서 한 가정을 이룬다면 분명 자신이 맡은 역할에 대하여 충실할 필요가 있는 것은 사실이다. 그리고 그 역할은 밖으로 들어나 보이던 안으로 내재되어 있던 인라인 스케이트나 댄스스포츠에서 선행되는 발과 써포팅 풋 모두 중요한 것처럼 모두 없어서는 안 되는 소중한 것들이다. 한 가정의 행복을 돈으로 환산하거나 살 수 없듯이 가정의 주도권을 경제력으로 판단하여 주장하는 것은 결코 있을 수 없는 일이다.

주변을 둘러보자. 행복한 가정의 전형은 항시 아내는 남편을 믿고 가정에 충실하여 내실을 튼튼하게 하고 남편은 아내를 믿고 밖에 나가서 열심히 활동을 하는 모습을 하고 있다. 시인 서정윤의 말처럼 사람의 만남은 둘이 만나 서는 게 아니라 홀로 선 둘이가 만나는 것으로 그들의 역할 또한 각자의 영역에서 홀로 서서 따로따로일 수밖에 없다. 그러나 전체 속에서는 따로 또 같이 살아야 한다. 그게 바로 전혀 다른 세계에서 살았던 사람들이 만나 만들어내는 조화로움이며 삶의 지혜이다.

9. 후손에게 무엇을 전해 줄 것인가?

지금이야 그러한 풍습이 사라졌겠지만 과거 에스키모 사람들에게는 우리가 이해하지 못하는 기이한 관습이 있었다. 그것은 바로 타 지역에서 손님이 찾아오면 집 주인은 자신의 아내와 동침을 시키는 풍습이다. 부부의 인연을 맺어 한번 결혼하면 죽을 때까지 함께 했고 여인네의 외도란 곧 죽음을 의미했던 우리네 관점에서 바라본다면 이러한 풍습은 거의 말세에 가까운 행위가 아닐 수 없다. 일부종사로 대표되는 우리네 가족관에서 다른 남자와 동침을 한다는 것 자체는 윤리와 도덕의 문란을 의미하는 것이고 또 그러한 행위를 남편이 아내에게 강요한다는 점에서 분명 성性의 타락으로 해석할 수도 있다.

하지만 조금 더 들어가서 그들의 지리적 위치와 기후 등을 감안한다면 이들의 행위를 이해할 수 있다. 광활하고 추운지방이라 타 지역의 사람과 교류가 거의 없었던 탓에 이들의 가족관은 대부분 혈연 중심으로 이루어져 있다. 그래서 그들의 가족 관계를 살펴보면 누이가 아내가 될 수 있고, 사촌 오빠가 남편도 될 수 있는 형태로 되어 있는 것이다. 동성동본이면 생면부지의 사람이라 하더라도 결혼을 할 수 없었던 우리네 상황과 비교한다면 거의 야만에 가까운 가족형태일 수밖에 없다. 그러나 같은 혈통의 결혼 금지 이유는 나름대로 설득력을 가지고 있는데, 같은 혈통으로 이루어진 부부 사이에서 태어나는 2세는 조금 모자라거나 혹은 어딘가 부실한 열성 인자가 많이 태어난다고 하는데 이는 이미 과학적으로도 입증된 바 있다.

때문에 에스키모 인들은 이를 극복하기 위하여 조금이라도 다른 피를 더 섞어 보다 강건한 후손을 보려고 아내를 다른 사람과 동침시키는 것이다. 이렇게 보면 윤리나 도덕 그리고 관습보다 더 본능적인 것이 바로 건실한 후손을 보는 것이라 할 수 있겠다. 윤리와 도덕 그리고 예절이란 형태들이 인간 세상의 모든 것이 정리가 된 이후에 발생한 로고스적인 것이라면 강건한 후세에 대한 열망은 바로 카오스적인 것으로 어쩌면 인간이 아닌 동물의 개념에서 바라보는 원초적인 본능이 아닌가 싶다. 이런 의미에서 사자가 강한 자식을 만들기 위하여 절벽 위에서 새끼사자를 떨어뜨리고 이 중 살아 올라오는 것만 키운다는 이야기도 같은 개념으로 받아들여질 수 있을 것이다. 여기서 강하다고 하는 것은 단순하게 힘이 강하다는 개념도 아니고, 공부를 잘한다는 개념도 아니다. 바로 세상의 모진 풍

파를 혼자의 힘으로 이겨낼 수 있는 강인한 정신력과 의지력 그리고 올바르게 살아갈 수 있는 참된 사람이 되는 것을 의미하는 것이며, 바로 자신에게는 엄격하고 남에게는 관대한 그런 사람이 되는 것을 뜻하는 것이라 할 수 있겠다.

새삼스럽게 에스키모 인들의 생활 풍습까지 꺼내며 이렇게 서론을 시작한 것은 바로 우리가 우리의 흔적을 남겨줄 후손들의 이야기를 꺼내기 위해서이다. 필자에게 있어 후손의 개념은 부모의 입장에서 나의 피와 살을 물려받은 자녀라는 것과 학교에서 학생들을 가르치는 스승이라는 입장에서 바라보는 제자 등 두 가지로 볼 수 있다.

자식과 제자는 모두 사랑스럽고 귀중한 보물과도 같은 존재이다. 하지만 온실의 화초처럼 키우고 싶지는 않아서 나름대로 어려운 환경도 설정하여 과제처럼 주기도 하였고 스스로 어려움을 극복할 수 있도록 교육시켜 왔다. 다행히 아이들은 이러한 필자의 뜻을 잘 헤아려주어 뿌리가 튼튼한 사람으로 커 나가고 있다. 나는 이 아이들이 이처럼 훌륭하게 커나가는 모습 속에서 내가 이 세상에 무엇인가 이름에 대한 흔적을 남겨가며 살고 있다는 것을 느끼고 또 아이들을 제대로 가르쳐 왔다는 것에 대한 자부심을 갖는다. 이제 남은 소망이라면 머지않아 우리의 아이들이 부모 혹은 스승으로써 나를 뛰어넘을 수 있는 청출어람^青出於藍^의 동량이 되기를 기원한다.

이런 측면에서 가끔 열리는 댄스스포츠 대회에 참석하여 어린 선수들이 뛰는 모습을 볼 때마다 느끼는 것은 플로어 위에서 보여주는 이들의 춤은 아름답기 그지없으나 기초가 부실하고 생명력이 짧다는 것이다. 불과 2~3년 전에 출전했던 선수들의 얼굴들을 지금은 대부분 볼 수 없고, 그나마 나온 선수들도 상당 부분 기초 체력은 매우 약한 상태이며 베이직 동작은 상당 부분 어설프기만 하다. 게다가 일반 댄싱 타임 때에 자신의 파트너가 아닌 다른 사람과는 춤추기를 꺼려한다는 점에서 이들이 가지고 있는 댄스 실력은 사상누각^沙上樓閣^이라 아니할 수 없다. 우리의 어린 선수들이 이처럼 생명력이 짧게 된 데에는 여러 가지 이유가 있겠지만 무엇보다도 가르치는 우리 지도자의 잘못이 가장 크다고 할 수 있다.

많은 지도자들이 댄스를 가르침에 있어서 진정한 스승의 철학보다는 학생들의 기호를 더 중요하게 여기고 있고 이에 맞추려 하고 있는데 근본적인 문제가 있다. 이를 조금 더 풀어서 말한다면 한명의 선수를 만들어 내기 위하여 기초부터 단계단계 익혀나갈 수 있도록 지도하기보다는 단 시간 내에 수요자가 원하는 어떤 결과를 만족시켜 주기 위하여 기초 훈련 없이 대회용 루틴을 만들어주어 대회에 출전시키려 한다는 것이다.

비록 어린 선수라 할지라도 대회에 상위 입상시키는 스승이 곧 뛰어난 스승이라 여기고 있는 것이 우리 댄스계의 정서이기에 긴 안목에서 바라보는 선수의 생명과는 관계없이 무조건 현 시점의 성적에 치중해서 지도를 하고 있다는 것이다. 이런 이유 때문에 과거 대회 때마다 초등학교나 중학교의 어린 선수들의 경우 바리에이션 동작을 금하고 노출이 심한 복장은 금한다는 조항은 이미 유명무실화된지 오래이다. 설상가상으로 이에 대한 채점을 하는 심사위원도 더 화려한 동작을 보여주는 팀에게 점수를 주고 있기에 이러한 분위기는 더욱 가중될 수밖에 없다.

이런 실정이니 대회의 성적이 좋지 않은 학생들은 철새처럼 이리저리 다른 지도자를 찾아 돌아다니고 그 이후에도 성적이 계속 오르지 않으면 노력도 해보지 않은 채 쉽게 댄스스포츠를 포기하려 하는 것이다. 기초 동작이 제대로 되어 있지 않기 때문에 성적이 좋지 않은 것은 당연한 귀결이다. 그럼에도 불구하고 자신의 이러한 허점은 인식하지 않고 오로지 다른 요소를 탓하다가 실력과 재질 운운하며 자포자기하게 되는 것은 강하게 키워야할 우리 학생들을 가장 약하게 만드는 요소가 아닐 수 없다.

이런 면에서 지금 우리 부모가 자녀에게 쏟는 지나친 애정과 실적 위주의 평가는 자녀를 강하게 키우기보다는 온실 속의 화초처럼 병약하고 스스로 판단하기보다는 남에게 의존하는 의타심이 강한 인물로 만드는 결과를 나타낸다. 초등학교 성적이 마치 아이의 미래인양 생각하여 오로지 공부만을 외치는 것도 커다란 잘못이 아닐 수 없다. 자신의 자녀가 성공을 했는지 안했는지는 후에 아이가 커봐야 알 수 있는 일이다.

대부분 사회에서 성공했다 하는 사람들을 살펴보면 초등학교, 중학교 성적이 월등히 뛰어나서 지금 성공했다는 말을 하지는 않는다. 대부분 어린 시절 강하게 자랄 수 있는 어떤 경험을 했다고 말을 한다. 이렇게 보았을 때 어린 시절의 성적은 성적일 뿐 자녀의 미래를 결정짓는 요소는 아니라고 할 수 있을 것이다. 때문에 우리의 부모들은 단시간의 결과물이 아닌 오랜 시간을 가지고 스스로 생각하고 올바르게 생각할 수 있도록 지도를 해야 한다. 그래야만 후에 자녀가 강하게 커서 자신이 생각하는 올바른 미래를 만들어 나갈 수 있는 것이다.

우리가 우리의 후손을 강하게 키우려면 먼저 우리 스스로 가지고 있는 실적 위주의 인간 평가 마인드를 과감하게 버려야 한다. 그리고 시간을 가지고 단계 단계를 밟아 나가면서 우리의 아이를 키워나가야 한다. 수많은 동물 중에 수년간 부모의 보호를 받으면서 홀로서기에 들어가는 유일한 동물이 바로 인간이다. 태어나자마자 바로 달려 나가는 야생 동물과는 달리 오랜 기간동안 보호하는 이유는 그동안 강한 모습으로 홀로 설수 있도록 담금질을 하라는 의미일 것이다.

우리의 후손이 강한 태풍과 세찬 바람에도 무너지지 않고 그 의지를 꿋꿋하게 세우며 자신의 역할을 충분히 할 수 있도록 기초부터 차근차근 지도해 나가는 일은 절대적으로 우리 즉 부모, 지도자가 해야 할 일이다. 설사 후손들이 빨리 크기를 원한다고 해도 말리고 설득하여 단계별로 나갈 수 있도록 소신을 가지고 임해야 한다. 우리나라의 미래, 그리고 댄스스포츠계의 미래는 우리 후손들의 것이며 그 출발점은 바로 현재 우리의 마인드 변화에 달려 있는 것이다.

10. 댄스 선진국으로 가는 길

봄의 기운이 절정에 이르면서 우리 주변에서는 서서히 댄스 스포츠 대회가 열리기 시작했다. 매년 대회를 개최하고 또 다른 대회에 참관할 때마다 느끼는 것이지만 우리나라 젊은 선수들의 기량과 테크닉의 변화가 정말로 괄목상대할 정도로 발전해서 머지않은 장래에 세계적인 수준에 도달할 수 있을 것이라는 기대감마저 갖곤 한다. 특히 장차 우리나라 댄스계를 책임질 어린 선수들의 실력이 점점 일취월장하는 모습을 볼 때마다 작은 흥분과 설레임이 가슴에 가득하기만 하다.

댄스 선진국! 이 말은 지금 필자가 가장 듣고 싶은 말이며 궁극적으로 가고자 하는 미래이기도 하다. 이웃나라 일본처럼 세계에서 가장 잘 나간다는 특급 선수들이 모두 모여서 대회 혹은 페스티발을 열고 그 안에 당당하게 우리나라 선수들도 함께 할 수 있는 행사가 자주 열리며, 우리나라 선수들이 세계의 굵직한 국제대회에서 파이널까지 올라갔다는 기사가 끊임없이 나오는 그런 상태를 의미한다. 지금의 빠른 변화를 감안한다면 아마도 멀지 않은 장래에 우리도 댄스스포츠 선진국으로 올라설 수 있을 것이다.

하지만 이러한 커다란 발전과 반비례하여 매 대회 때마다 끊임없이 제기되어오는 결과에 대한 항의 및 불복종 소동은 아직도 우리 댄스계의 수준이 한참 밑에 있음을 증명하는 일례라고 할 수 있을 것이다. 상위에 입상을 하지 못하는 사람은 시상식 자리에서 1등한 사람을 축하해주기보다는 얼굴을 붉히고 뒤도 돌아보지 않으며 자신보다 좋은 성적을 받은 사람을 비난하는 행동은 이미 일반화될 정도로 다반사로 일어나고 있고, 심지어는 결과에 대한 불복종으로 차마 선수로서는 할 수 없는 행동을 서슴지 않고 하는 경우도 있었다.

이러한 댄스계의 분위기에 대하여 얼마 전에 있었던 대회에서 이만호 선생이 말했던 "심사위원이 결정한 본인의 결과에 대하여 감사하는 마음으로 만족해하라"는 말과 함께 들려주셨던 자신의 경험담은 우리에게 시사하는 바가 매우 크다. 이만호 선생이 영국에 가서 댄스를 배울 때 제일 먼저 시작했던 것이 당신이 시합에 나가서 6등이 되었을 때 어떤 표정을 지을 것인가에 대한 물음이었다고 한다. 이는 베이직 자세나 고난이도의 테크닉보다도 더 중요한 것이 올바른 정신이라는 것을 단적으로 보여주는 예라고 하겠다. 그리고 그 정신은 바로 다른 것이 아닌 바로 우리의 댄스스포츠 철학에서 배우는 것이다.

사실 우리의 댄스스포츠 지도자들은 과정보다는 결과에 치중하는 경향이 너무 많다. 그래서 하나부터 차근차근 가르치기보다는 대회에서 우수한 성적을 거두는 것을 먼저 생각하여 어린 꿈나무들의 정서에 맞지 않거나 기본을 무시한 동작 등을 아무런 고민 없이 만들어주고 있다. 또한 댄스의 철학을 가르치기보다는 우선 눈에 가시적으로 보일 수 있는 동작만을 지도하려 든다. 이러한 철학의 부재 때문에 성적이 나쁘면 쉽게 선생을 바꾸려는 행동을 하고, 승자에게 기쁜 마음으로 박수를 보내기보다는 패배감에 울어대기만 하는 것이다. 그리고 서로 양보하고 배려하는 댄스의 기본예절을 배우지 않아 자신의 뜻에 따르지 않거나 조금의 의견 충돌이라도 생기면 바로 파트너를 바꾸는 행동을 서슴지 않고 한다.

물론 좋은 철학을 가진 댄스스포츠의 지도자들이 이렇게 할 수밖에 없는 현실을 이해 못하는 것도 아니다. 과정보다는 결과만을 중요시하는 학부모들의 정서 때문에 어쩔 수 없이 그렇게 하고 있는 것 또한 다 알고 있는 주지의 사실이다. 어쩌면 이런 현상의 원인을 살펴보면 우리나라 사람들이 처음과 끝을 잇는 선의 여행보다는 원인과 결과만 판단하는 점의 여행을 더 좋아하는 국민성 때문인 것도 상당히 있다.

점의 여행이란 무엇인가? 그것은 바로 여행에 있어 과정은 없고 무조건 출발점에서 시작하여 최종 목적지만 생각한다는 것을 의미하는 것이다. 예를 들어 서울 청량리에서 출발하여 춘천으로 가는 여행에 대하여 생각해보자. 서울에서 춘천 가는 길 중간에는 강변을 끼고 달리는 이른바 경춘가도가 아름답게 펼쳐져 있다. 선의 여행이란 비록 최종 목적지가 춘천이라 할지라도 가는 과정 모두가 여행의 범주에 속하기 때문에 이를 충분히 보고 즐기면서 가는 것을 의미한다. 그러나 점의 여행에서는 춘천 가는 길의 아름다운 경치는 최종 목적지가 아니기 때문에 즐길 필요가 없는 것이고, 따라서 최종 목적지인 춘천만이 유일한 여행이라는 것이다. 이러한 사고에서 생겨난 것이 바로 관광버스 춤인 것이다. 우리나라 사람들의 여행 일정 속에는 오로지 춘천밖에는 없어서 달리는 중간 과정이 무료할 수밖에 없다. 때문에 이 시간을 보충하기 위해서는 무엇인가 해야 하는 데 그것이 바로 마시고 노래 부르며 함께 춤을 추는 행위인 것이다. 이러한 결과로 만들어진 것이 바로 버스 안 노래방 시설이며, 신나는 뽕짝 리듬에 맞추어 좁은 공간에서 어깨와 엉덩이를 흔들어대는 이른바 관광버스 춤인 것이다.

이제 우리는 과감하게 점의 여행을 떨쳐버리고 선의 여행을 시작해야 한다. 처음에 루틴을 익힐 때 동작 하나하나를 단계적으로 익힌 뒤 총체적인 형태에서 연습하는 것처럼 대회에서 얻어지는 결과보다는 자신의 기초 실력을 하나하나 쌓아 나가고 그것이 발전할 수 있도록 최선을 다하는데 더욱 높은 점수를 주는 가치관을 길러야 한다. 부부의 생활도 마찬가지이다. 한번에 일확천금을 얻으려 하지 말고 부부가 호흡을 맞추어 단계적으로 하나하나 만들어나갈 필요가 있다. 선부른 성급함은 많은 실수와 커다란 피해를 입을 수 있다. 이러한 사고는 개인뿐만 아니라 가정의 파멸까지도 불러올 수 있는 엄청난 것이다. 결과보다는 과정을 소중하게 생각하는 마음자세, 그것이야말로 우리가 정말로 외형뿐만 아니라 내면적으로도 성숙해진 참 선진국으로 나갈 수 있는 교두보인 것이다.

저자 소개

최 인 애

현 한양대학교 생활체육과학대학 생활스포츠학부 교수
현 한국대학 댄스스포츠 연합회 회장
현 한국여성체육학회 이사
현 한양 필 댄스스포츠 연구회 명예회장
세종대학교 체육대학원 이학박사
한양대학교 생활체육과학대학 학장 역임
한양대학교 여학생 부처장 역임
제26회 아틀란타 올림픽 기계체조 국제심판 참가
WD/DSC 세계기구 공인 댄스스포츠 국제 심판원 역임
저서 댄스스포츠인을 위한 라틴댄스 외 다수

서 동 호

현 한양대학교 교직원
현 댄스스포츠 문화 평론가
현 한양 필 댄스스포츠 연구회 부회장
한양대학교 교육대학원 국어교육과정 수료
현재 한양대학교 산업경영디자인대학원 문화콘텐츠 전공
한양대학교 사회교육원 방과 후 아동글짓기 지도 과정 강사 역임
인천 교동고등학교 논술 강사 역임
한양대학교 댄스동아리 지도 강사 역임
연극 "산장의 여인" 안무 지도
저서 "댄스시네마(2007)", "월간 댄스스포츠 코리아" 서동호 컬럼 "댄스스포츠와 퓨전문화" 연재

김 차 남

현 초당대학교 댄스스포츠 겸임교수
현 한양대학교 생활체육과학대학 강사
현 대한 댄스스포츠 경기도 연맹 심판
현 한국 대학 댄스스포츠 연합회 이사
현 행정자치부 산하 지방혁신 인력개발원 댄스스포츠 강사
한양대학교 생활체육과학대학 체육학박사
영국 워싱 콩그레스 댄스스포츠 연수
영국 ISTD 지도자 자격증, 정회원
저서 라틴 바이블 외 다수